Daniel Burgwinkel (Hrsg.)
Basiswissen für die Digitale Transformation

Weitere empfehlenswerte Titel

Blockchain
Technology and Applications for Industry 4.0, Smart Energy,
and Smart Cities
Matevž Pustišek, Nataša Živić und Andrej Kos, 2021
ISBN 978-3-11-068112-3, e-ISBN 978-3-11-068113-0

Blockchain and Artificial Intelligence
The World Rewired
Herausgegeben von Tom James, 2021
ISBN 978-3-11-066114-9, e-ISBN 978-3-11-066445-4

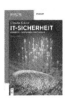

IT-Sicherheit
Konzepte – Verfahren – Protokolle
Claudia Eckert, 2018
ISBN 978-3-11-055158-7, e-ISBN 978-3-11-056390-0
Neuauflage geplant für 2023

Intelligent Biomedical Data Analysis
Herausgegeben von Deepak Gupta, PhD., Nhu Gia Nguyen,
Ashish Khanna, Siddhartha Bhattacharyya
ISSN 2629-7140, e-ISSN 2629-7159

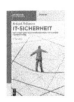

IT-Sicherheit
Methoden und Schutzmaßnahmen für Sichere Cybersysteme
Roland Hellmann, 2023
ISBN 978-3-11-076708-7, e-ISBN 978-3-11-076718-6

Basiswissen für die Digitale Transformation

Content Services – Blockchain – Knowledge Graphen

Herausgegeben von
Daniel Burgwinkel

DE GRUYTER
OLDENBOURG

Herausgeber
Dr. Daniel Burgwinkel
Ebenmattstrasse 26
4447 Känerkinden / Basel-Land
Schweiz
daniel.burgwinkel@dataspace.digital

ISBN 978-3-11-069096-5
e-ISBN (PDF) 978-3-11-069106-1
e-ISBN (EPUB) 978-3-11-069115-3

Library of Congress Control Number: 2022917770

Bibliografische Information der Deutschen Nationalbibliothek
Die Deutsche Nationalbibliothek verzeichnet diese Publikation in der Deutschen
Nationalbibliografie; detaillierte bibliografische Daten sind im Internet über
http://dnb.dnb.de abrufbar.

Einbandabbildung: ipopba / iStock / Getty Images Plus
Druck und Bindung: CPI books GmbH, Leck

www.degruyter.com

Vorwort

Der digitale Wandel beeinflusst alle Unternehmen und die öffentliche Verwaltung. Um diese Transformation zu verstehen und aktiv zu gestalten ist es notwendig die neuen Fachbegriffe im Kontext der Technologien im Datenmanagements zu verstehen. Das vorliegende Buch soll hierbei helfen ein Grundwissen zu vermitteln und die neuen Trends im Datenmanagement und Innovationen wie Blockchain und Knowledge Graphen zu verstehen. Checklisten und Übungsaufgaben bieten eine Hilfestellung das Wissen zu vertiefen und auf die eigene Organisation und Projekte anzuwenden.

In den letzten fünf Jahren durfte ich im Rahmen von Managementkursen und Weiterbildungen an Schweizer Hochschulen und in Inhouse-Workshops viele Lernende auf Ihrer Reise in die digitale Transformation und insbesondere in den Themen Blockchain und Knowledge Graphen begleiten. Ich bedanke mich für die Anregungen der Kursteilnehmer und bei Studiendirektor Dr. Nikolaus Storz und Studiengangsleiter Dr. Yosh Walter der Kaleidos Fachhochschule. Zudem möchte ich den beiden Gastautoren Dr. Beat Widler und Marco Cuomo für Ihre Beiträge aus der Praxis danken.

Basel, Dezember 2022

Dr. Daniel Burgwinkel

https://doi.org/10.1515/9783110691061-202

Inhalt

1 Grundwissen Dokumentenmanagement

Die digitale Transformation führt zu einem ständig wachsenden Volumen an Daten und Dokumenten in Unternehmen. In diesem Kapitel werden die Grundbegriffe des Daten- und Dokumentenmanagements kompakt erläutert.

1.1 Einführungsbeispiel Dokumentenmanagementsysteme

Ein gut geführtes Dokumentenmanagement ist ein wichtiger Bestandteil der rechtskonformen Aufbewahrung von geschäftsrelevanten Unterlagen, aber auch wichtig für die Produktivität der Mitarbeitenden. Welche Probleme auftreten können, wenn mit Daten, Dokumenten und Archivierungen nicht sorgfältig umgegangen wird, soll an folgendem Beispiel verdeutlicht werden.

Welche Probleme auftreten können, wenn mit Daten, Dokumenten und Archivierungen nicht sorgfältig umgegangen wird, soll an folgendem Beispiel verdeutlicht werden. *i*

Bei der Beispiel AG war bis vor kurzem nicht eindeutig definiert, wie die Verantwortlichkeiten für die Kontrolle der unternehmensweiten Informationen geregelt sind. Obwohl dies auf Ebene IT-System vorgegeben ist, tauchten immer wieder Fragen bzgl. Sicherheit, Löschung von Daten und der korrekten Aufbewahrungsfristen auf. Folgende Problemstellungen sind typisch:

- Projekte hatten geschäftsrelevante Dokumente auf Sharepoint-Sites abgelegt, aber nach Ende des Projektes waren die Verantwortlichen nicht mehr im Unternehmen und es war nicht klar, welche Dokumente die finalen Versionen sind und wie lange diese aufbewahrt werden mussten.
- Anstatt nur die wichtigen Dokumente aufzubewahren, wurden alle Daten aufbewahrt, was zu einem stetigen Datenwachstum führte.
- Generell ging die Unternehmensführung davon aus, dass im Kontext des ERP-Systems, das die finanzrelevanten Prozesse unterstützt, alles kontrolliert und dokumentiert ist, da ja ein Produkt eines namhaften Anbieters verwendet wurde. Doch fehlte eine Übersicht, welche Prozesse welche Daten archivieren und ob Kopien noch in weiteren Ablagen aufbewahrt wurden. Zudem konnten wichtige E-Mails nicht den Geschäftsvorfällen zugeordnet werden.
- Um auf Nummer sicher zu gehen, wurde eine E-Mail-Archivierung implementiert, welche die gesamte unternehmensinterne und -externe Kommunikation für 10 Jahre speichert. Nach der Einführung stellte sich heraus, dass in einigen Unternehmensbereichen geschäftsrelevante Mails dem Geschäftsvorfall zugeordnet werden müssen. Zudem kamen Zweifel auf, ob wirklich alle Mails archiviert werden müssen, da das Mailvolumen ständig stieg. Eine Analyse zeigte

https://doi.org/10.1515/9783110691061-001

– Nach Ende der Aufbewahrungsfrist müssen insbesondere personenbezogene Daten gelöscht werden, da der Datenschutz dies fordert.

Um diese Prozesse zu unterstützen, werden Content Services eingesetzt, die aus verschiedenen Services wie Scannen, Workflow und Archivierung bestehen. Folgendes Beispiel zeigt die Erstellung und Unterzeichnung eines Vertrages.
– Der Vertrag wird in verschiedenen Versionen erarbeitet und die finale Version wird von den Parteien unterzeichnet.
– Der Vertrag wird unveränderbar aufbewahrt.
– Nach Ende der Vertragslaufzeit muss der Vertrag entsprechend der gesetzlichen Archivierungsfrist archiviert werden und kann nach Ablauf dieser Frist gelöscht werden.

1.3 Einsatzgebiete Content Services

1.3.1 Content Services für Internet/Intranet

Unternehmen wollen sich mit Kunden und Partnern vernetzen und müssen Dokumente sicher austauschen können. Die Content Services im Bereich Web Content Management werden für Internetauftritt und Intranet eingesetzt.

In der heutigen Zeit reicht aber keine einfache Webpage, sondern das Web Content Management muss verschiedenste Kanäle und Social-Media-Aktivitäten einbinden. Man spricht auch von Customer Experience Plattformen beziehungsweise Employee Engagement Plattform.

Für die Bereitstellung von Dokumenten für Kundinnen und Partner müssen hohe Sicherheitsanforderungen erfüllt werden. Kundenportale von Banken und Gesundheitsorganisationen enthalten sensitive Information und müssen besonders geschützt werden. Auch der Austausch von geschäftskritischen Informationen mit Lieferanten und Lieferantinnen ist in Zeiten von Cyberangriffen und Wirtschaftsspionage sorgfältig zu planen.

1.3.2 Dokumentenmanagementsysteme (DMS)

1.3.2.1 Ziele und Nutzen DMS

Ein *Dokumentenmanagementsystem*, abgekürzt DMS, unterstützt den Benutzer bei der Verwaltung digitaler Dokumente. Gegenüber der einfachen Ablage durch den Nutzer in einer selbstdefinierten Ordnerstruktur auf einem lokalen PC bietet ein DMS verschiedene Vorteile.

In einem DMS werden die Dokumente mit Metadaten strukturiert abgelegt. *Metadaten* sind Attribute, wie z.B. ein Dokumententyp Vertrag oder Name des Autors. Zudem können Dokumente nach Vertraulichkeitsstufe und anderen Kriterien klassifiziert werden. Ein Unternehmen muss Vorgaben für die Metadaten und Klassifikationen erstellen. Dies nennt man auch *Ordnungssystem*.

Ein weiter Vorteil von Dokumentenmanagementsystemen ist die Versionierung der Dokumente, so dass z. B. die letzte Version des Dokuments eindeutig gefunden wird. Zudem kann die gleichzeitige Bearbeitung eines Dokuments durch mehrere Nutzer koordiniert werden, indem der Zugriff für die Bearbeitung für andere Nutzer gesperrt wird (Check-in / Check-out).

1.3.2.2 Organisatorische Maßnahmen und Strategie

Um ein DMS einzuführen, müssen verschiedener Punkte geklärt werden.
- Zum einen ist zu klären, welche Person bzw. Rolle in der Organisation die Verantwortung für die rechtskonforme Aufbewahrung eines Dokumentenbestandes trägt. Diese Rolle wird auch als *Dateneigner* (Data Owner) bezeichnet.
- In der Organisation muss zudem geregelt werden, welche Abteilungen das DMS benutzen und wie besondere Anforderungen einer Abteilung abgebildet werden.
- Insbesondere für das Dokumentenmanagement in der Cloud muss definiert werden, wer vonseiten der IT für den Betrieb und die Weiterentwicklung des Systems verantwortlich ist.

Für die unternehmensweite Einführung eines DMS muss eine Strategie entwickelt werden.
- Es muss definiert werden, ob eine einheitliche DMS-Software für alle Abteilungen genutzt werden soll oder ob es Ausnahmen für bestimmte Bereiche gibt, wo der Einsatz spezialisierter Anwendungen sinnvoll ist.
- Des Weiteren müssen Geschäftsrelevanz, Sicherheits- und Datenschutz-Anforderungen der Dokumentenbestände analysiert und entsprechende Maßnahmen umgesetzt werden. Im Fall von Bewerbungsunterlagen müssen diese gelöscht werden, falls es nicht zu einem Anstellungsverhältnis kommt.

1.3.2.3 Aufbewahrungsrichtlinien

Damit im DMS die Dokumente systematisch verwaltet und zum richtigen Zeitpunkt gelöscht werden, muss ein *Aufbewahrungsplan* erarbeitet werden.
- Im ersten Schritt muss eine systematische Ordnung der Dokumente entwickelt werden, z.B. durch die Zuordnung von Dokumententypen zu Geschäftsfunktionen, z.B. dass Lieferantenrechnungen der Kategorie Finanzen zugeordnet werden.
- Auf Basis der Dokumentenkategorien und Unterkategorien können die Aufbewahrungsfristen zugeordnet werden. Hierfür müssen die gesetzlichen Rahmen-

bedingungen und Branchennormen analysiert und daraus Fristen abgeleitet werden.

– Es muss dann in regelmäßigen Abständen geprüft werden, ob die Fristen aufgrund von rechtlichen Änderungen angepasst werden müssen. Ist ein Unternehmen in mehreren Ländern tätig, muss die rechtliche Abklärung für alle Länder durchgeführt werden, da z.B. die Regelungen der Steuerbehörden sich von Land zu Land unterscheiden.

1.3.2.4 Archivierung von E-Mail

Je nach Land unterscheiden sich auch die Regelungen, ob geschäftsrelevante E-Mails archiviert werden müssen. Zudem muss das Unternehmen für sich entscheiden, ob die Ablage der E-Mail im Kontext des Geschäftsvorfalls im DMS sinnvoll ist oder ob ein separates E-Mail-Archiv betrieben wird.

1.3.2.5 Dokumentenformate und digitale Signaturen

Im Zeitalter des papierlosen Büros und der Kollaboration über verschiedene Standorte wird das Unterzeichnen z.B. von Verträgen mit elektronischen Signaturen immer mehr an Bedeutung. Auch hier muss geklärt werden, welche Dokumente digital signiert werden und für welche Dokumente eine handschriftliche Unterschrift benötigt wird. Heute gibt es aber nur wenige ausgewählte Dokumente, wie Urkunden, die noch eine handschriftliche Signatur erfordern.

1.3.3 Beispiel DMS und Knowledge Management

Microsoft Sharepoint hat sich in vielen Unternehmen für die Aufbewahrung von Dokumenten etabliert. Microsoft hat in den letzten Jahren die Funktionen zur Aufbewahrung von Dokumenten ständig erweitert. Ein Beispiel ist die Erweiterung Sharepoint Syntex, bei der Künstliche Intelligenz zum Einsatz kommt, um Inhalte automatisiert zu analysieren und zu klassifizieren.

So kann das System trainiert werden, z.B. Lebensläufe automatisiert zu erkennen. Die klassifizierten Dokumente werden mit Metadaten angereichert, um die Suche zu verbessern. Die Funktionen können zudem eingesetzt werden, um die Sicherheit und Compliance zu automatisieren. So können personenbezogene Daten gekennzeichnet und geschützt werden.

In den letzten 20 Jahren sind die Intranets von Organisationen ständig gewachsen und Mitarbeitende verlieren wertvolle Zeit bei der Suche nach Informationen.

Um Inhalte besser zu finden und das Wissen zielgruppengerecht an Mitarbeitende zu kommunizieren, kommt im Content Service "Viva Topics" Künstliche Intelligenz zum Einsatz. Kategorien von Themen können gebildet werden und das System ordnet Dokumente diesen Themen zu. Die Künstliche Intelligenz erkennt auch Synonyme und Fachbegriffe und kann der Benutzerin relevante Informationen auf einer Themenseite präsentieren.

1.3.4 Prozessmanagement

Die wesentlichen Vorteile eines DMS kommen bei der Bearbeitung und koordinierten Weiterleitung von Dokumenten zum Tragen. Die Koordination von Arbeitsschritten wird als *Workflow* bezeichnet. Werden wichtige Geschäftsprozesse hiermit unterstützt, spricht man auch von Business Process Management (BPM). Ziel ist die Optimierung und Beschleunigung der Bearbeitungsprozesse für Dokumente bei gleichzeitiger Fehlerminimierung.

Im Bereich Content Services und Prozessunterstützung haben sich im Laufe der Zeit verschiedene Fachbegriffe etabliert. Mit dem Begriff *Workflow* wird das automatisierte Weiterleiten von Dokumenten und die Koordination von Arbeitstätigkeiten bezeichnet.

Der Begriff *Business Process Management* umfasst die Dokumentation, Optimierung und IT-Unterstützung der Prozesse. In jüngster Zeit wird auch von *Robotic Process Automation* (RPA) gesprochen, bei denen Routinetätigkeiten automatisiert werden, so dass manuelle Eingaben unnötig werden. Mit *Process Mining* wird die zeitnahe Analyse von Geschäftsprozessen bezeichnet, die eine Optimierung der Arbeitsschritte zum Ziel hat.

Bei der Automatisierung von Prozessen wird die Komplexität durch mehrere Faktoren bestimmt:
- Anzahl der täglich verarbeiteten Dokumente
- Anzahl beteiligter Personen
- Wichtigkeit des Geschäftsprozesses für den Unternehmenserfolg.

Folgende Beispiele zeigen diese Komplexitätsfaktoren auf:
- Eine einfache Prozessunterstützung kommt bei einer Koordination der Vertragsunterzeichnung zum Einsatz. Der Vertrag wird zur Unterschrift und Prüfung in einer bestimmten Reihenfolge zwischen den beteiligten Personen mithilfe einer Prozessplattform ausgetauscht.
- Die Freigabe von Rechnungen kann je nach Größe der Organisation recht komplex sein.
- Ausgewählte Prozesse wie beispielsweise die Erfassung von Dokumenten zur Prüfung und Aufnahme von neuen Kundinnen ist beispielsweise für eine Banken sehr geschäftskritisch.

1.3.5 Archivierung

Ein Archivsystem wird verwendet, wenn Dokumente rechtskonform für eine lange Zeitdauer aufbewahrt werden müssen und die Unveränderbarkeit dabei gewährleistet sein muss. Das Archivsystem muss in der Lage sein, Dokumente 10 bis 30 Jahre oder länger sicher aufzubewahren und vor Veränderungen zu schützen. Da IT-Systeme meist Lebenszyklen von bis zu 10 Jahren haben, können Dokumente auch von einem Archivsystem in eine anderes migriert werden, wenn diese Migration dokumentiert wird und sichergestellt ist, dass kein Informationsverlust stattfindet.

Bei der Archivierung sind rechtliche Vorgaben des jeweiligen Landes zu beachten. Beispielsweise gibt es Vorgaben für die Archivierung von finanzrelevanten Daten und Dokumenten in Deutschland, Österreich und der Schweiz. Zudem gibt es Empfehlungen für die IT-Sicherheit von Archivsystemen, zum Beispiel vom Bundesamt für Informationssicherheit BSI.

Für die Konzeption und den Betrieb von Archivsystemen wurden internationale Standards entwickelt, u.a. die Normen *ISO 15489 Records Management*[1], *ISO 30300 Management systems for records*[2] und das *Referenzmodell OAIS* für offene Archivsysteme[3].

1.3.5.1 Archivierung im Kontext ERP
Für die Archivierung von finanzrelevanten Informationen muss das *Enterprise Ressource Planing System* (ERP), beispielsweise SAP, mit einem Archiv verbunden werden. Der typische Use Case ist die Archivierung von Belegen und Rechnungen. Zudem können auch Datensätze aus dem ERP in das Archiv aufgenommen werden.

Auch für andere Applikationen, wie *Customer Relation Ship Management* Systeme, kann eine Anbindung eines Archivs sinnvoll sein. Ein Vorteil eines Archivsystems besteht darin, dass die Dokumente aus verschiedenen Applikationen zusammengeführt werden können und so z.B. alle Kundendokumente an einem zentralen sicheren Ort verwaltet werden.

1.3.5.2 Langzeitarchivierung
Insbesondere für historisch wichtige Dokumente und in der öffentlichen Verwaltung müssen Dokumente für lange Zeiträume von 10 bis 100 Jahren archiviert wer-

---

1 https://committee.iso.org/sites/tc46sc11/home/projects/published/iso-15489-records-management.html
2 https://committee.iso.org/sites/tc46sc11/home/projects/published/management-systems-for-records-i.html
3 https://www.iso.org/standard/24683.html

den. Bei solchen Langzeitarchiven sind besondere Anforderungen an die Lesbarkeit der Dokumente und Nachweis von Unveränderbarkeit und Ursprung zu stellen[4]. Sollen digitale Dokumente für mehr als hundert Jahre archiviert werden, sind insbesondere Konzepte auf Ebene der Speichermedien zu entwickeln.

1.3.5.3 Archivierung von E-Mails

E-Mails sind ein wichtiger Bestandteil der Geschäftskommunikation geworden. Mitarbeitende legen ihre E-Mails nach ihrem eigenen Ablagesystem in einem Postfach ab. Jede Organisation muss entscheiden, welche E-Mails längerfristig archiviert werden müssen und wann der korrekte Löschzeitpunkt ist. Für die Archivierung gibt es verschiedene Konzepte:

– Zum einen die benutzergesteuerte Mail-Archivierung. Der User wählt bestimmte Mails aus, die in einem Archiv gespeichert werden.

– Zum anderen besteht die Option der automatischen E-Mail-Archivierung, bei der nach bestimmten Regeln Mails aufbewahrt werden. Dies kann die Archivierung bestimmter Postfächer oder Absendern sein. Alternativ können E-Mails nach inhaltlichen Merkmalen automatisch selektiert und archiviert werden.

– Von *E-Mail-Journaling* spricht man, wenn alle eingehenden und ausgehenden E-Mails archiviert werden. Diese Verfahren müssten aber unter Aspekten des Datenschutzes geprüft und bewilligt werden.

Bei der Konzeption der E-Mail-Archivierung ist darauf zu achten, dass die Anforderungen des Datenschutzes erfüllt werden. Hierbei muss eine rechtskonforme Aufbewahrung und Löschung von personenbezogenen Daten umgesetzt werden.

Eine weitere wichtige Entscheidung ist, ob die E-Mails (a) in einem gesonderten Mailarchiv oder (b) im Kontext des Geschäftsvorfalls, zum z.B. in der Kundenakte, abgelegt werden. Nur so lässt sich der Geschäftsvorfall sinnvoll nachvollziehen.

1.3.5.4 Aufbewahrung von Videokonferenzen und Chat/Messaging

In den letzten Jahren ist die Anzahl der webbasierten Meetings über Dienste wie Microsoft Teams und Zoom massiv angewachsen. Hier stellt sich auch die Frage, ob Video- und Audioaufzeichnungen der Meetings aufbewahrt werden sollen und wie mit den Dokumenten und Chats des Meetings umgegangen wird. Insbesondere bei Meetings mit geschäftsrelevanten Themen könnten diese Daten im Falle von Gerichtsprozessen als Beweismittel relevant werden.

---

4 Vgl. https://www.langzeitarchivierung.de

1.4 Datenlebenszyklusverwaltung

1.4.1 Records Management

Damit die Dokumente gemäß der gesetzlichen Aufbewahrungsfrist verwaltet werden können, müssen in einem DMS bzw. Archivsystem entsprechende Records Management Funktionen vorhanden sein. Dies umfasst Funktionen wie die Erstellung eines Klassifikationssystems und die Zuordnung von Aufbewahrungsfristen, z.B. dass Lieferantenrechnungen 10 Jahre aufbewahrt werden. Beispielsweise besitzt Microsoft 365 mit dem Modul *Purview* die Funktionen des *Record Managements* und des *Data Life Cycle Managements*.

In der öffentlichen Verwaltung sind die Anforderungen an die Strukturierung von Akten hoch und es kommen spezialisierte Systeme zum Einsatz, hier wird auch von Aktenmanagement oder Geschäftsfallverwaltung gesprochen.

1.4.2 Datenkatalog im Kontext Datenarchitektur und Metadaten

Das Schlagwort «Data Driven Business» wird aktuell von Business- und IT-Managern diskutiert. Um Daten sinnvoll für Analysezwecke einzusetzen ist es erforderlich, dass die Organisation einen Überblick über ihre Datenbestände hat. Um korrekte Auswertungen zu erstellen, sind auch unternehmenseinheitliche Standards bezüglich Metadaten und Semantik erforderlich. Der Aufbau eines unternehmensweiten Datenkatalogs steht auf der Agenda, insbesondere bei Unternehmen, die eine datengetriebene Geschäftsentwicklung vorantreiben wollen.

1.4.3 Offene Standards für Datenkataloge

Zudem gibt es offene Standards wie den W3C Standard DCAT Data Catalog[5]. Dieser Standard wird in der öffentlichen Verwaltung als Format für Datenkataloge zunehmend relevant. Die öffentliche Verwaltung soll Bürgern und Unternehmen Daten aus verschiedenen Quellen bereitstellen, dies wird auch als *Open Data* bezeichnet.

1.4.4 Datenschutz beim Dokumentenmanagement

Eine wichtige Aufgabe beim Datenschutz personenbezogener Information ist das Einführung von Regeln in der Organisation, welche Typen von Daten in welchen

---

5 Vgl. https://www.w3.org/TR/vocab-dcat-3/

Systemen aufbewahrt und wann diese gelöscht werden. Bei internationalen Organisationen ist es zudem wichtig zu prüfen, ob für bestimmte Länder besondere Auflagen bei der Speicherung von personenbezogenen Daten zu beachten sind.

Die rechtlichen Vorgaben bezüglich des Datenschutzes fordern u.a., dass eine Organisation ein Verzeichnis der Verarbeitungstätigkeiten von personenbezogenen Daten erstellt und pflegt. Somit müssen die Dokumentenmanagementsysteme identifiziert werden, die personenbezogene Daten enthalten, und entsprechende Löschfristen konfiguriert werden.

1.4.5 Künstlicher Intelligenz in der Dokumentenverarbeitung

Neue Funktionen wie die automatische Klassifikation von Daten mithilfe von Künstlicher Intelligenz können auch im Datenschutz sinnvoll eingesetzt werden. Sie können beispielsweise Regeln erstellen, anhand derer personenbezogene Datensätze erkannt werden (z.B. Kundennummern, Ausweisdokumente, Kreditkarten oder medizinische Dokumente).

Durch die automatisierte Erkennung von Personendaten anhand von Merkmalen kann ermittelt werden, wenn Dokumente an Speicherorten abgelegt worden sind, die nicht die Sicherheitsanforderungen erfüllen, z.B. auf einem Notebook eines Mitarbeiters, einer Mitarbeiterin oder in einem externen Cloud-Speicher. Die Autoklassifikation hilft auch bei der automatisierten Verwaltung der Löschfristen, damit personenbezogene Daten zur richtigen Zeit gelöscht werden.

1.4.6 Digitale Signaturen

Digitale Signaturen sind bereits seit 20 Jahren am Markt verfügbar, aber erst jetzt gewinnt der Einsatz breite Akzeptanz. Kunden wollen heute online Geschäfte abschließen und Geschäftspartner wollen Verträge digital unterzeichnen, anstatt Papierdokumente per Post zu versenden. Beispielhafte Use Cases sind die Unterzeichnung von Verträgen oder der Versand von Rechnung mit einer digitalen Signatur. In ausgewählten Branchen ist es auch wichtig, dass Dokumente einen digitalen Zeitstempel erhalten.

Der Begriff digitale Signatur beschreibt allgemein die Techniken für die Erstellung von Signaturen **!** mit kryptografischen Mitteln. In den Gesetzestexten spricht man von elektronischen Signaturen, bei denen die organisatorischen und rechtlichen Rahmenbedingungen genau festgelegt sind.

In der EU werden verschiedene Arten von Vertrauensdiensten unterschieden:

- Die elektronischen Signaturen, die von Personen oder Unternehmen zur rechts-
gültigen Unterschrift genutzt werden.
- Elektronische Siegel werden verwendet, wenn eine Organisation bestimmte
Dokumente versendet und den Ursprung und Echtheit des Dokuments bestätigt.
- Ein elektronischer Zeitstempel dient dem Nachweis der korrekten Zeit, z.B. das
Erstelldatum eines Dokumentes.

Die EU-Verordnung eIDAS definiert eine elektronische Signatur als:

> Daten in elektronischer Form, die anderen elektronischen Daten beigefügt oder logisch mit
> ihnen verbunden werden und die der Unterzeichner zum Unterzeichnen verwendet.

Der Begriff elektronische Signatur, wird laut EU-Recht nochmal in drei Unterkategorien unterteilt:
- einfache elektronische Signatur
- fortgeschrittene Signatur
- qualifizierte Signatur

Eine einfache elektronische Signatur ist das Einfügen eines Bildes einer Unterschrift
in ein Dokument. Diese Art der Signatur besitzt aber nur eine geringe Beweiskraft
und ist nicht geeignet, wichtige geschäftliche Dokumente zu unterzeichnen.

Bei einer fortgeschrittenen Signatur muss sich die Person bei der Vergabe der
Signatur eindeutig mit einem Ausweisdokument identifizieren und beim Signatur-
vorgang müssen bestimmte Sicherheitsanforderungen erfüllt werden.

Die höchste Stufe der qualifizierten Signatur liegt vor, wenn zusätzlich der
technische Betreiber der Signaturlösung, auch Trustcenter genannt, in der EU anerkannt wurde.

1.4.7 Datensicherheit

Damit Daten und Dokumente sicher aufbewahrt werden, müssen drei Schutzziele
beachtet werden:
- Die Verletzung der **Vertraulichkeit** der Information liegt vor, wenn eine nicht
berechtigte Person auf die Daten zugreift oder diese weitergeleitet werden. Beispiele sind Spionage und Datendiebstahl.
- Die Verletzung der **Integrität** liegt vor, wenn die Daten verfälscht werden. Beispielsweise wenn ein Datensatz böswillig oder durch technische Fehler manipuliert wird oder Angaben zur Erstellungszeit und Autor eines Datensatzes gefälscht werden.
- Eine Verletzung der **Verfügbarkeit** liegt vor, wenn beispielsweise ein Erpres-
sungstrojaner die Daten verschlüsselt, so dass diese nicht mehr lesbar sind.

1.4.8 Datenintegrität

Die Gewährleistung der Datenintegrität ist im Zeitalter der Cloud und Cyberattacken eine Herausforderung. Wie können Sie beweisen, dass ein digitaler Vertrag wirklich am 1. Juli 2022 von der Geschäftsleitung unterzeichnet wurde?

Sie können zum Beispiel eine digitale Signatur einsetzen und ihre Speichersysteme mit Funktionen aktivieren, die einen Schreibschutz bieten und kryptografische Prüfverfahren, dass die Integrität nicht verletzt wurde. Wichtig hierbei ist die regelmäßige Prüfung, ob die Integrität nicht durch technische Fehler oder böswillige Manipulationen verletzt wurde.

1.4.9 Schutz vor Veränderung

IT-Systeme können über Funktionen zum Schutz vor Veränderung verfügen. Maßnahmen sind z.B. die Eingrenzung von Schreibrechten für die Daten. Allerdings bietet diese Maßnahme keinen Nachweis, dass die Daten wirklich nicht verändert wurden.

Wenn Sie Ihre Daten im eigenen Datacenter speichern, gibt es am Markt spezielle Hardwarespeicher, die nur die Speicherung der Daten erlauben und für einen definierten Zeitraum keine Änderungen zu lassen. Dies wird als *WORM (Write-once-ready-many)* Funktion bezeichnet.

Falls Sie Cloud-Dienste benutzen, sind ebenfalls Speicherservices verfügbar, welche die Unveränderbarkeit der Daten für eine definierte Zeitdauer anbieten, dies wird in der Cloud-Diensten *Object Lock* genannt.

1.4.10 Blockchain für Nachweis von Echtheit und Ursprung

Die Blockchain-Technologie bieten ebenfalls interessante Funktionen, den Nachweis von Echtheit und Ursprung von Dokumenten und Datensätzen zu gewährleisten. Diese Verfahren stellen eine Weiterentwicklung der digitalen Signaturmethoden dar.

i Mit dem Begriff Blockchain wird ein Konzept bezeichnet, welches Daten nicht in einer zentralen Datenbank, sondern verteilt auf verschiedene Rechnerknoten mithilfe von kryptografischen Verfahren speichert.

Es entsteht somit eine Kette von Datenblöcken, hier hat der englische Begriff Blockchain auch seinen Ursprung.

Die Daten sind in Blöcken gespeichert, und die Reihenfolge der Blöcke wird anhand einer Kette dokumentiert.

Die Besonderheiten sind somit, dass die Daten nicht zentral in einer Datenbank liegen, sondern dass jeder Rechnerknoten eine Kopie der Blockchain besitzt.

Bei einem herkömmlich elektronisch signierten Dokument ist die elektronische Signatur in das Dokument eingebettet. Wird das signierte Dokument gelöscht, gibt es keinen Nachweis, dass dieses Dokument jemals existiert hat.

Bei der Nutzung einer Blockchain existiert ein Eintrag in die Blockchain, z.B. mit dem Erstelldatum des Dokuments, der auch nach Löschung des Dokuments vorhanden ist und nicht gelöscht werden kann.

Beispielsweise kann ein Hochschulzeugnis als PDF publiziert und zusätzlich in einer Blockchain das Echtheitszertifikat mit Zeitstempel abgespeichert werden. Somit lässt sich nachprüfen, ob das Zeugnis wirklich zum angegebenen Zeitpunkt ausgestellt wurde. Aus Datenschutzgründen sollte aber in der Blockchain nur die Identifikationsnummer des Zeugnisses abgespeichert werden und nicht der Name in Klartext.

1.5 Standards und Trends im Dokumentenmanagement

1.5.1 Kategorien von Standards

Warum ist Standardisierung im Bereich Dokumentenmanagement wichtig? Wenn Dokumente für lange Zeit aufbewahrt werden sollen, dann muss die Lesbarkeit auch nach 10 Jahren gewährleistet sein. Zudem sollen Daten aus unterschiedlichen Quellen miteinander verbunden werden, hier sind offene Schnittstellen wichtig. Im Bereich Content Services kann man Standards in unterschiedlichen Bereichen finden:

- Standards für Dokumentenformate, z.B. PDF, PDF/A, XML
- Standards für Schnittstellen zu Archivsystemen, wie z.B. die Archivierung von Belegen im Kontext eines ERP-Systems
- Standards für den Aufbau und Betrieb von Archiven (OAIS, NESTOR)
- Semantische Standards für Metadaten, z.B. Dublin Core
- Branchenspezifische bzw. funktionelle Standards für elektronische Rechnungen, z.B. XRechnung

1.5.2 Trends im Bereich Content Services

In den letzten 20 Jahren wurden für die Verwaltung von strukturieren und unstrukturierten Daten unterschiedliche Technologien eingesetzt.

– Strukturierte Datensätze werden in Datenbanken und Datawarehouses gespeichert.
– Geschäftsrelevante Dokumente, wie Geschäftsbriefe oder Verträge, werden hingegen in Dokumentenmanagement- und Archivsystemen gespeichert.

Mit der Einführung von Cloud- und Datenplattformen wachsen diese vormals getrennten IT-Systeme von strukturierten Daten (wie Datensätze in einer Datenbank) und unstrukturierten Daten zusammen.

2 Grundwissen Data Governance

2.1 Einführung Data Governance

2.1.1 Warum ist Data Governance wichtig?

Jede Organisation steht heute vor der Herausforderung, die ständig wachsende Menge an Unternehmens- und Kundendaten ordnungsgemäß und rechtskonform aufzubewahren. Business- und IT-Manager, welche die Verantwortung für Datenbestände tragen, sollen den Umgang mit geschäftsrelevanten Informationen im Unternehmen rechtskonform und wirtschaftlich gestalten. Hierfür sind entsprechende Richtlinien sowie organisatorische und technische Maßnahmen notwendig.

Digitalisierung ist das Top-Thema bei IT- und Business-Managern. Um Digitalisierung erfolgreich umzusetzen, sind fünf Aspekte wichtig.

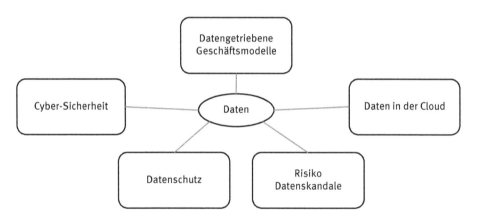

Abb. 3: Herausforderung Digitalisierung

Im Folgenden werden diese fünf Aspekte beschrieben und Checklisten/Fragen für ein Self-Assessment bereitgestellt.

- **Datengetriebene Geschäftsmodelle:** Das Unternehmen muss über ein tragfähiges Geschäftsmodell mit digitalen Daten verfügen. Die Digitalunternehmen wie Amazon und Google haben hier gezeigt, wie Wettbewerbsvorteile durch datengetriebene Auswertungen u.a. von Kunden geschaffen werden können.
- **Daten in der Cloud:** Die modernen Cloud-Plattformen ermöglichen es, Innovationen schnell umzusetzen. Für viele Unternehmen stellt sich aber die Frage,

https://doi.org/10.1515/9783110691061-002

welche Daten in der Cloud gespeichert werden sollen und welche aus Sicherheitsgründen in eigenen Rechenzentren.

- **Risiko Datenskandale:** Der falsche Umgang mit Daten und insbesondere mit Kundendaten kann zu Datenskandalen führen, die zu einem großen Reputationsschaden für das Unternehmen führen.
- **Datenschutz:** Seit 2018 der Datenschutz in den Mittelpunkt gerückt und die Datenschutz-Grundverordnung stellt eine Vielzahl von Anforderungen an den Umgang mit Personendaten.
- **Cybersicherheit:** Auch das Thema Cybersicherheit ist auf der Agenda der Geschäftsführung vertreten, da in der Presse regelmäßig über Cyber-Risiken berichtet wird.

Verantwortung für Daten

Mit dem Erfolg der Unternehmen Google, Facebook und Amazon ist vielen Unternehmern klar geworden, dass digitale Daten die Grundlage von neuen Geschäftsmodellen sind. In der Wirtschaftspresse und von Politikern wird immer wieder betont, dass digitale Daten Grundlage für zukunftsfähige Unternehmen sind. Auch klassische Industrien wie die Automobilindustrie und das Gesundheitswesen erkennen den Wert von digitalen Daten. Doch es stellt sich die Frage, wer für den Umgang mit den Daten verantwortlich ist.

Wer ist in Ihrem Unternehmen verantwortlich, dass digitale Daten ordnungsgemäß verarbeitet werden? **?**

Gibt es eine organisationsweite Rolle (Chief Data Officer, Chief Digital Officer etc.)?

Ist für jeden Datenbestand in Ihrer Organisation geregelt, wer die Verantwortung trägt und wie der rechtskonforme Umgang mit den Daten sichergestellt wird?

Wie wird das Risiko minimiert, dass Kundendaten von Lieferanten/Partnern/Drittfirmen missbraucht werden?

Hier kann Data Governance einen Beitrag leisten, die Verantwortlichkeiten, Regeln und Prozesse, wie die Daten in der Organisation rechtskonform verarbeitet werden, zu definieren.

Daten in der Cloud

Fast jedes Unternehmen speichert heute schon Daten in der Cloud. Insbesondere für innovative Anwendungen wie Big Data, Künstliche Intelligenz und Blockchain stehen Cloud-Dienste zur Verfügung. Hiermit kann ein Unternehmen schnell und agil neue Dienste in Betrieb nehmen.

? Welche Daten sollten in der Cloud gespeichert werden und welche Daten sollte Ihr Unternehmen besser intern speichern?

Besteht in Ihrer Organisation ein Überblick, z.B. ein Datenkatalog, welche Daten in welchem Cloud-Dienst bearbeitet werden?

Wie wird das Risiko minimiert, dass einzelne Fachabteilungen Cloud-Dienste nutzen, die Sicherheitsrisiken bergen?

Zudem stellt sich die Frage, wie die Verantwortlichkeiten zwischen Cloud-Provider und Ihrer Organisation definiert sind. Das Unternehmen, welches die Daten besitzt, trägt weiterhin die Verantwortung. Um den Datenschutz sicherzustellen, muss bei der Verarbeitung von personenbezogenen Daten eine Regelung zur Auftragsdatenverarbeitung zwischen dem Unternehmen und dem Cloud-Anbieter geschlossen werden.

Compliance und Cybersicherheit

Ein Data-Governance-Konzept kann einen Beitrag leisten, zu definieren, welche Daten in der Cloud gespeichert werden sollen und welche Compliance und Sicherheitsanforderungen eingehalten werden müssen. Bei ausgewählten Cloud-Plattformen stehen sogenannte Governance-Services zur Verfügung, damit die Sicherheit und die Nutzung kontrolliert werden können (u.a. Microsoft Purview Data Life Cycle Management, AWS Audit Manager).

Datenskandale

Der falsche Umgang mit Daten im Unternehmen kann zu Datenskandalen und Reputationsschäden für das Unternehmen führen. So hatte Facebook im Jahr 2016 Kundendaten an die Drittfirma Cambridge Analytica weitergegeben, die diese Daten zu Zwecken benutzen, die nicht im Sinne der Kunden waren.

Von der Politik wird zudem gefordert, dass ein Unternehmen ethische Richtlinien beachtet, wenn es Personendaten verarbeitet. Somit stellt sich die Frage, wer in der Organisation definiert und kontrolliert, wie mit den Daten ordnungsgemäß umgegangen wird und welche ethischen Prinzipien dabei gelten.

Data Governance im Unternehmen soll den unrechtmäßigen Umgang mit Daten verhindern und somit Datenskandale vermeiden. Die europäische Datenschutz-Grundverordnung stellt umfangreiche Anforderungen an die Speicherung und Verarbeitung von personenbezogenen Daten, von zum Beispiel Kunden und Mitarbeitern. Zudem gibt es rechtliche Anforderungen, die für die jeweilige Branche gelten, beispielsweise im Finanz- oder Gesundheitswesen.

Rechtliche und branchenspezifische Anforderungen

In der Organisation muss definiert werden, welche rechtlichen und branchenspezifischen Anforderungen bei der Aufbewahrung und Verarbeitung von Daten zu erfüllen sind. Somit ist es Aufgabe von Data Governance, die Anforderungen an das Datenmanagement zu definieren und zu kontrollieren. Hierbei sind Datenschutz und branchenspezifische Anforderungen wichtige Aspekte.

Cybersicherheit

Digitale Daten müssen vor böswilliger oder unbeabsichtigter Manipulation geschützt werden. Vor einer Vielzahl von Cyber-Risiken muss sich eine Organisation schützen. Erpressungsversuche durch Hacker oder der Datendiebstahl bei der Wirtschaftsspionage sind nur zwei Beispiele. Es sind aber auch Beispiele bekannt, bei denen Daten manipuliert und gefälscht wurden, um Sabotage zu betreiben.

Für eine Organisation stellt sich die Frage, welche Datenbestände geschützt werden müssen. Die Daten müssen in Kategorien eingeteilt werden, zum Beispiel in schützenswerte personenbezogene Daten und wichtige Daten für die Aufrechterhaltung der Produktion. Dann werden die einzelnen Datenkategorien jeweils Schutzstufen zugeordnet. So sollte jede Organisation wissen, welche Daten die besonders schützenswerten Kronjuwelen sind.

2.2 Checkliste Ist-Situation

Folgende Checkliste soll Ihnen helfen, die Ist-Situation in Ihrer Organisation zu beurteilen.

– Die erste Frage ist, ob Verantwortlichkeiten, Regeln und Prozesse für den Umgang mit Daten in Ihrer Organisation definiert sind.
– Welche Daten sollen in der Cloud gespeichert werden und welche nur On-Premise? Dies ist eine Frage, die Sie unbedingt klären sollten. Sind die Verantwortlichkeiten für die Daten zwischen Ihrem Unternehmen und den Auftragsverarbeitern definiert?
– Wie verhindern Sie den unrechtmäßigen Umgang mit Daten und Datenskandale?
– Besteht eine Übersicht über alle datenschutzrelevanten Informationen?
– Besteht eine Übersicht über nicht datenschutzrelevante Geschäftsinformationen, beispielsweise über wertvolle Produktinformationen und Patente?
– Welche Daten sind in Ihrer Organisation besonders schützenswert? Hier wird oft auch von Kronjuwelen gesprochen.

2.3 Organisatorische Umsetzung von Data Governance

Um erfolgreich die Digitalisierung voranzutreiben, müssen für digitale Daten Sicherheit, Datenschutz und Compliance gewährleistet werden. Die Fachexperten sind sich einig, dass die Fachabteilungen Sicherheit, Datenschutz und Compliance und weitere Business- und IT-Experten interdisziplinär zusammenarbeiten müssen. Ein Data-Governance-Programm kann hierbei helfen, die verschiedenen Organisationseinheiten und Fachdisziplinen zusammenzubringen.

Jede Organisation muss sich fragen, welche Maßnahmen notwendig sind, damit alle Daten rechtskonform, sicher und wirtschaftlich verarbeitet werden. Besonders wichtig ist es, die Mitarbeiter zu schulen, wie mit den Daten ordnungsgemäß umgegangen werden soll. Auch die technische Seite darf nicht außer Acht gelassen werden, denn alle Applikationen der Organisation müssen die Daten korrekt und sicher verarbeiten.

 Wie kann Ihre Organisation alle Daten rechtskonform, sicher und wirtschaftlich bearbeiten?

Wie sollen die Mitarbeiter ordnungsgemäß mit den Informationen umgehen?

Wie stellen ihre Organisation sicher, dass alle Applikationen die Daten korrekt verarbeiten?

In vielen Organisationen beschäftigen sich die jeweiligen Fachabteilungen in ausgewählten Teilaspekten sich mit Daten-Themen.
–   Das Thema der digitalen Geschäftsmodelle wird beispielsweise vom Chief Technology Officer betreut.
–   Für Datenschutz und Compliance sind entsprechende Rechtsexperten zuständig.
–   Für die Qualität der Daten interessieren sich insbesondere Analytiker im Kontext von Data-Warehouse-Anwendungen.
–   Die Sicherheitsaspekte werden vom Chief Security Officer bearbeitet und für die Nutzung von IT-Applikationen werden Cloud-Dienste beansprucht und entsprechende IT-Governance-Konzepte entwickelt.
–   Für die klassische Archivierung von papierbasierten und digitalen Daten sind zudem Archivare und Records-Manager zuständig.

All die genannten Experten müssen zusammenarbeiten, damit für die gesamte Organisation ein Konzept entworfen wird, welches das sichere und wirtschaftliche Datenmanagement gewährleistet. Die Anforderungen von Compliance, Sicherheit und Datenschutz sowie Branchennormen müssen analysiert und entsprechende Maßnahmen umgesetzt werden. Eine Data-Governance-Initiative hat zum Ziel, Richtlinien und Maßnahmen für den ordnungsgemäßen Umgang mit Informationen in der Organisation zu etablieren. Hierbei kann der Fokus auf der gesamten Organisation und allen Informationsbeständen liegen oder es werden bestimmte Datenbestände fokussiert.

Eine Data-Governance-Initiative kann man sich somit als eine Art Dach für die verschiedenen Richtlinien und Regeln, die für die Datenbestände eines Unternehmens gelten, vorstellen. Ziel ist es, alle geschäftsrelevanten Daten zu verwalten, unabhängig davon, ob sie nun in Finanzapplikationen, Office-Anwendungen oder Big-Data-Systemen gespeichert werden.

Eine Möglichkeit, Data Governance umzusetzen, ist es, einen Steuerungsausschuss zu etablieren, der alle Projekte in der Organisation hinsichtlich Einhaltung der Anforderung an Sicherheit, Compliance und Datenschutz analysiert. In ausgewählten Unternehmen sind zudem sogenannte Data-Governance-Verantwortliche definiert, die sicherstellen, dass zum Beispiel für Big-Data-Projekte die Anforderungen der Wirtschaftlichkeit, Datenqualität und der Rechtskonformität eingehalten werden.

2.3.1 ISO-Normen im Kontext Datenmanagement

Auch internationale Standardisierungsorganisationen beschäftigen sich mit dem Thema Datenmanagement. Die ISO hat verschiedene Normen publiziert, die das Datenmanagement aus unterschiedlichen Sichten bzw. Fachdisziplinen beleuchten.

– Die *ISO 15489 Records Management* wurde 2001 publiziert und gibt Empfehlungen, wie ein Programm zu gestalten ist, dass den Umgang mit geschäftsrelevanten Dokumenten verbessern soll. Der Begriff Records Management wurde im Deutschen mit dem Ausdruck Schriftgutverwaltung übersetzt und ist nur in der öffentlichen Verwaltung in Deutschland gebräuchlich.
– Die Normenserie *ISO 30300 Management systems for records* empfiehlt die Einführung eines Managementsystems für geschäftsrelevante Daten. Hierbei orientiert sich die Norm an dem bekannten Plan-Do-Check-Zyklus, der im Qualitätsmanagement etabliert ist.
– Die *ISO 38505 Governance of Data* nimmt den Blickwinkel der IT-Governance ein und empfiehlt ein Vorgehen, die Führung und Kontrolle des Datenmanagements aus IT-Governance zu etablieren.
– Der erste Teil der *ISO 24143 Information Governance* wurde im Jahr 2022 publiziert und beschreibt die Konzepte und Prinzipien für eine organisationsweite Information Governance.

2.4 Leitfragen für die Umsetzung von Data Governance

Bei der Einführung von Data Governance können folgende Leitfragen als Hilfestellung dienen.

– Wer soll in unserer Organisation für das rechtskonforme Datenmanagement verantwortlich sein?
– Soll hierfür etwa eine neue Stelle geschaffen werden oder arbeiten bestehende Abteilungen zusammen?
– Welche internen Richtlinien müssen wir für den Umgang mit Informationen erarbeiten und an die Mitarbeiter kommunizieren?
– Welche Anforderungen stellt der Datenschutz an das Datenmanagement?
– Welche Aufbewahrungsfristen gelten für die verschiedenen Datenbestände?
– Wer analysiert die rechtlichen Quellen und aktualisiert das Verzeichnis der Aufbewahrungsfristen?
– Wie werden die Daten nach Ende der Aufbewahrungsfrist vollständig gelöscht, (d.h. die Datenbankeinträge und die zugehörigen Dokumente)?
– Wie wird sichergestellt, dass die Daten sowohl in den Fachapplikationen, im Archiv als auch auf Backups vollständig gelöscht werden?
– Wie wird eine automatisierte Übersicht geschaffen, um den Zusammenhang zwischen Daten, Prozessen und IT-Systemen zu dokumentieren (Datenkatalog)?
– Wie werden Datenschutzauskunftsbegehren erfasst und bearbeitet?
– Sind externe Dienstleister mit der Verarbeitung von Daten beauftragt und sind die Aspekte des Datenschutzes hier beispielsweise vertraglich geregelt?
– Wie wird mit den Daten im Fall eines Gerichtprozesses umgegangen? Hierbei müssen die Aufbewahrungsfristen eventuell eingefroren werden und die elektronischen Daten dem Gericht ausgeliefert werden.
— Wie schützen wir die Daten vor Sabotage und Cyber-Angriffen?

2.4.1 Leitfragen der Data Governance

In diesem Abschnitt werden die die 12 wichtigsten Fragen besprochen, die im Kontext der Data Governance auftauchen.

1. **Welche** Daten existieren in Ihrer Organisation?
2. **Wo** werden diese Daten aufbewahrt? Gibt es Kopien und Backups von diesen Daten, die eventuell auch gelöscht werden müssen, wenn die Aufbewahrungsfrist abläuft?
3. **Wer** ist für die Datenhaltung verantwortlich? Gibt es dort Business Owner, die für diese Datenbestände die Regeln definieren?
4. **Wie** lange müssen die Daten mindestens aufbewahrt (gesetzliche Aufbewahrungsfristen)?
5. **Warum** müssen die Daten aufbewahrt werden? Welche rechtlichen Grundlagen gibt es dafür? Welchen wirtschaftlichen Nutzen generieren die Daten?

6. **Wann** müssen die Daten gelöscht werden (z.B. aus Gründen des Datenschutzes)? Einige Gesetze geben Mindestaufbewahrungsfristen vor, sodass das Unternehmen entscheiden muss, mit welcher Begründung die Daten eventuell länger aufbewahrt werden.
7. **Wie** wird die Datenqualität sichergestellt? Nur qualitativ hochwertige Daten können auch für korrekte Analysen verwendet werden.
8. **Wie** wird der Datenschutz umgesetzt?
9. **Wie** wird die Datensicherheit umgesetzt? Unter Datensicherheit versteht man die Datenintegrität, also die Unveränderbarkeit, die Verfügbarkeit und die Vertraulichkeit der Daten.
10. **Welche Richtlinien für den Umgang mit den Daten** müssen in der Organisation erlassen werden?
11. **Wie** werden diese Richtlinien organisatorisch und technisch umsetzt?
12. **Wie** wird die Einhaltung kontrolliert und kontinuierlich verbessert?

2.4.2 Verantwortung für Daten

Haben Sie sich schon einmal gefragt, wer in Ihrer Organisation für die Daten verantwortlich ist? Verschiedene Rollen haben verschiedene Interessen an den Daten.

– Die Geschäftsleitung sieht die digitalen Daten als Schlüssel für zukünftige Umsätze und die Entwicklung neuer Geschäftsfelder. Zudem werden Anforderungen bzgl. Wirtschaftlichkeit und Qualität bei der Verarbeitung der Daten gestellt.
– Die Rechtsabteilung legt Wert darauf, dass im Fall eines Gerichtsprozesses die richtigen Beweismittel vorgelegt werden können.
– Die Finanzabteilung fordert, dass alle Rechnungen rechtskonform aufbewahrt werden.
– Für die Produktion ist es wichtig, dass die Datenqualität stimmt.
– Der Beauftragte für die IT-Sicherheit möchte die Daten vor Cyber-Risiken schützen.
– Bei Datenschutzbeauftragten stehen die personenbezogenen Daten im Vordergrund.

Typischerweise sind sich alle Beteiligten einig, dass digitale Daten wichtig sind, aber es stellt sich die Frage, wer konkret in der Organisation die Verantwortung trägt. Die aufgeführten Rollen im Unternehmen stellen bezüglich der Daten unterschiedliche Anforderungen.

Fachdisziplinen in der Organisation

Zudem gibt es technologische Aspekte zu berücksichtigen und das Unternehmen muss vor Risiken, die im Umgang mit Daten stehen, geschützt werden.

Folgende Disziplinen müssen sich mit dem Thema des ordnungsgemäßen Umgangs mit Daten beschäftigen. Einzelnen Themengebiete haben Schnittmengen, sodass es wichtig ist, dass sich alle Beteiligten auf ein einheitliches Vorgehen einigen.

– Aufgabe der *Corporate Governance* ist es, Regelwerke für die Führung und Kontrolle des gesamten Unternehmens zu definieren. Der rechtskonforme und ethische Umgang mit zum Beispiel Kundendaten stellt ein Beispiel dar.
– Die *Data Governance* sorgt dafür, dass die Gesamtheit der Daten erfasst und entsprechende Richtlinien und Regeln erlassen werden.
– Der *Datenschutz* fokussiert auf personenbezogene Daten, während sich Data Quality und Data Governance mit der Datenqualität beschäftigen.
– Die *IT-Governance* regelt, wie die Informationstechnologie das Unternehmen unterstützt und welche Vorgaben bei der Auswahl und dem Betrieb von Applikationen, zum Beispiel in der Cloud, gemacht werden.
– Aufgrund der steigenden Bedrohungen durch Cyberangriffe werden die Aspekte der *Cybersecurity* immer wichtiger.

Eine Organisation zahlreiche Anforderungen in Bezug auf die Verarbeitung und Aufbewahrung von Daten beachten. Nur eine organisationsweite Initiative für das digitale Datenmanagement kann sicherstellen, dass alle relevanten Anforderungen berücksichtigt werden. Die Herausforderungen können nur erfolgreich gemeistert werden, wenn alle verantwortlichen Disziplinen im Unternehmen zusammenarbeiten.

Es empfiehlt sich, eine organisationsweite Initiative ins Leben zu rufen, die sich um das Datenmanagement kümmert. Zum einen gibt es die Compliance-Aspekte, wie zum Beispiel den Datenschutz und die Erfüllung der Gesetze und Branchennormen.

Der Innovationsaspekt für beispielsweise neue digitale Geschäftsmodelle ist ebenso wichtig wie der ethische Umgang mit Daten. Zudem gibt es die Governance der Datenqualität, der Cloud-Anwendung und der Cybersicherheit. Im Folgenden wird anhand von ausgewählten Handlungsfeldern aufgezeigt, welche Rolle Data Governance hierbei spielen kann.

2.4.3 Datenschutz und Data Governance

Der Datenschutz ist eine wichtige Aufgabe im Datenmanagement. Hier geht es um den Schutz von personenbezogenen Daten, der insbesondere von der Datenschutz-Grundverordnung (EU DS-GVO) verlangt wird. Kundendaten gehören typischerweise zu den wichtigsten Daten, die in jeder Organisation geschützt werden müssen.

Die Pflichten und Rechte des Unternehmens müssen hierbei genau betrachtet werden. Zum einen hat das Unternehmen die Pflicht, die Daten vor unrechtmäßiger Benutzung zu schützen und muss die Kundendaten nach Ende der Aufbewahrungsfrist löschen. Zum anderen bieten die digitalen Kundendaten Chancen für neue Geschäftsmöglichkeiten, zum Beispiel durch die Analyse von Kundenpräferenzen. Das Unternehmen muss zudem die Datensicherheit gewährleisten und bei Datenpannen, wie beispielsweise einem Datendiebstahl, den Kunden und die Aufsichtsbehörden informieren.

Viele Unternehmen stehen zurzeit vor der Herausforderung, geeignete Managementsysteme für den Datenschutz einzuführen. Die Aktivitäten des Datenschutzes müssen mit den Aktivitäten der Datensicherheit synchronisiert werden. Eine Data-Governance-Initiative kann dabei helfen, eine Gesamtsicht auf alle Daten zu bekommen und Regeln für den Umgang mit Daten eines Unternehmens zu definieren, um Datenschutz und Datensicherheit zu gewährleisten.

Im Kontext des Datenschutzes sind insbesondere folgende Fragen wichtig: **?**

Wo werden die personenbezogenen Daten gespeichert?

Wie werden diese verarbeitet? Dies muss in einem Verarbeitungsverzeichnis dokumentiert werden.

Wer ist verantwortlich und gibt es beispielsweise externe Auftragsverarbeiter?

Wann werden die Daten gelöscht?

Um Datenschutz in der Praxis effektiv und effizient umzusetzen, ist eine toolbasierte Unterstützung in folgenden Bereichen sinnvoll:
- *Tools für den Betrieb des Datenschutzmanagementsystems*: Die relevanten Informationen wie Verzeichnis der Bearbeitungstätigkeiten, interne Weisungen, technische und organisatorische Maßnahmen werden in einem Dokumentationstool verwaltet, damit alle Informationen stets aktuell bleiben und den relevanten Mitarbeitern zur Verfügung stehen.
- *Tools für die Verwaltung der rechtlichen Aufbewahrungsfristen und Löschprozesse*: Die Organisation muss Personendaten nach Ablauf der gesetzlichen Aufbewahrungsfristen löschen. Hierzu müssen die maßgeblichen Fristen dokumentiert und entsprechende Löschprozesse umgesetzt werden.
- *Tools für die Prävention im Kontext Cybersicherheit und Datenschutz*: Für sämtliche internen und externen Speichersysteme soll regelmäßig geprüft werden, ob die Speicherung der Personendaten den internen Vorgaben entspricht. Falls sensitive Personendaten von Mitarbeitenden am falschen Ort gespeichert wur-

den (z.B. Transferverzeichnis), muss dies erkannt und korrigiert werden. Nur wenn das Unternehmen seine Daten kennt und eine Ordnung der Daten schafft, können die Sicherheitsmaßnahmen zielgerichtet geplant werden. Der Hersteller Microsoft fasst dies in dem eingängigen Merksatz zusammen *Know your data - Govern your data - Protect your Data*.

– *Tools für die Abwicklung der Datenschutzprozesse*: Das Datenschutzgesetz gibt betroffenen Personen (z.B. Kunden und Mitarbeitern) das Recht, eine Auskunft zu erhalten, welche ihrer Personendaten von der Organisation gespeichert werden und wann diese gelöscht werden. Das Unternehmen steht somit in der Pflicht, die internen Systeme nach den relevanten Personendaten zu durchsuchen und die Auskunft innerhalb der vom Gesetz vorgegeben Frist zu geben. Dies ist ohne automatisierte Such- und Klassifikationstools praktisch nicht möglich.

2.4.4 Data Life Cycle Management

Eine weitere wichtige Aufgabe des Datenmanagements ist die Aufbewahrung und Löschung der Daten anhand eines definierten Lebenszyklus. Typischerweise machen rechtliche Rahmen und Branchennormen Vorgaben für die Dauer der Aufbewahrung und den Löschzeitpunkt:

– Daten werden erstellt und aktiv im Unternehmen genutzt.
– Zu einem definierten Zeitpunkt, zum Beispiel dem Geschäftsjahresende, beginnt die gesetzliche Aufbewahrungsfrist.
– Nach Ablauf dieser Frist müssen die Daten gelöscht werden.

Die rechtskonforme Aufbewahrung von geschäftsrelevanten Dokumenten, wie zum Beispiel Rechnungen, ist jeweils durch nationale Gesetze geregelt. In Deutschland ist für Finanzdokumente die GoBD[6] eine Vorgabe und in der Schweiz die GeBüV (Geschäftsbücherverordnung). Diese Verordnungen stellen Anforderungen an die Systeme und Prozesse, welche die digitalen Finanzdaten verarbeiten.

Somit müssen je nach Land verschiedene Gesetze und Standards beachtet werden, beispielsweise Finanzdaten, Vorgaben für die Rechnungsstellung oder Vorschriften für die Verarbeitung von Gesundheitsdaten. Insbesondere in regulierten Industrien wie dem Gesundheitswesen, der Pharmaindustrie und der Finanzbranche gibt es Branchenstandards für die Verarbeitung und Aufbewahrung von Daten, die beachtet werden müssen.

---

6 Grundsätze zur ordnungsmäßigen Führung und Aufbewahrung von Büchern, Aufzeichnungen und Unterlagen in elektronischer Form sowie zum Datenzugriff

Neben den nationalen Gesetzgebungen gibt es auch Best Practices und internationale Standards, beispielsweise für das Records Management, die bei der Aufbewahrung von geschäftsrelevanten Informationen eine Hilfestellung geben.

2.4.5 Datenqualität sicherstellen

Eine weitere wichtige Dimension des Datenmanagements ist die Sicherstellung der Datenqualität. Denn nur wenn die Datenbasis korrekt und ohne Fehler erfasst ist, können Analysen erstellt und Prozesse initiiert werden. Insbesondere für Big-Data-Anwendungen ist die Datenqualität wesentlich. Das typische Beispiel sind Adressdaten von Kunden. Hier stellt sich die Frage:
- Sind diese Daten korrekt?
- Sind sie vollständig?
- Sind sie noch aktuell?
- Gibt es keine Dubletten?
- Liegen die Daten in einem einheitlichen Format vor?

2.4.6 Cybersicherheit

In der Presse werden fast wöchentlich neue Fälle von Cyber-Angriffen bekannt. Sowohl Unternehmen, Krankenhäuser als auch öffentliche Verwaltungen sind zum Ziel von Cyber-Angriffen geworden. Typische Fälle sind Erpressung, Datenklau, Wirtschaftsspionage oder die böswillige Manipulation von Daten.

Es sind Fälle bekannt, in denen Unternehmen und Einrichtungen den Betrieb für mehrere Tage unterbrechen mussten. Auch Angriffe auf kritische Infrastrukturen eines Landes (u.a. Transportsysteme, Atomkraftwerke, Gesundheitswesen) sind eine Bedrohung. Deshalb ist es wichtig, dass die Aktivitäten zum Datenmanagement und die Aktivitäten für die Cybersicherheit miteinander vernetzt sind. Unternehmen müssen geeignete Maßnahmen ergreifen, die Cybersicherheit zu gewährleisten. Hierfür stellt beispielsweise das Bundesamt für Sicherheit, BSI, Empfehlungen und Standards bereit.

Voraussetzung hierfür ist aber auch, dass das Unternehmen über ein Verzeichnis seiner Daten, Applikationen und Cloud-Dienste verfügt. Die aufgeführten Anforderungen von Recht und Compliance, Datenschutz, Datenqualität und Cybersicherheit können nur erfüllt werden, wenn im Unternehmen eine einheitliche und aktuelle Übersicht besteht, welche Daten vorhanden sind, wie diese klassifiziert sind und wer die Verantwortung für die Daten trägt.

2.5 Praktische Umsetzung von Data Governance

2.5.1 Vorgehensweise bei der Umsetzung von Data Governance

Im Folgenden wird ein methodisches Vorgehen vorgestellt, das bei der Optimierung des Datenmanagements unterstützen kann. Jede Organisation hat typischerweise drei Arten von Prozessen:
– Führungsprozesse
– Kernprozesse
– Unterstützende Prozesse

Für ein rechtskonformes Datenmanagement müssen Aktivitäten auf drei Ebenen erfolgen.

Führungsprozesse

Die Führungsprozesse liegen in der Verantwortung der Geschäftsleitung und der Aufsichtsgremien. Zudem hat jede Organisation Kernprozesse, die aufgrund der branchenspezifischen Anforderungen zu erfüllen sind. Darüber hinaus gibt es in jeder Organisation Unterstützungsprozesse, wie zum Beispiel die Informationstechnologie.

Auch Aktivitäten im Bereich des Datenmanagements, wie beispielsweise Fachabteilung für Records Management und Archivierung, werden als Unterstützungsprozesse angesehen. Auf der Führungsebene müssen sowohl normative Vorgaben, wie beispielsweise Gesetze, beachtet werden, als auch strategische Vorgaben in Bezug auf das Datenmanagement erstellt werden.

Die Führungsebene gibt Ziele für den operativen Betrieb vor und muss auch messbare Ziele für den Umgang mit geschäftsrelevanten Daten kommunizieren. Auf der Führungsebene müssen folgende Fragestellungen geklärt werden:
– Gibt es Aussagen der Geschäftsleitung über die Prioritäten und Wichtigkeit im Umgang mit Daten? Dies kann beispielsweise in Form von Richtlinien und Kommunikationsmaßnahmen erfolgen.
– Welche Rolle spielen Daten für den Geschäftserfolg? Hat beispielsweise die Geschäftsleitung die Bedeutung der internen und externen Kommunikation hervorgehoben?
– Welche Rolle spielen Daten für die Einhaltung der gesetzlichen Anforderungen? Gibt es in der Branche Fälle, bei denen die Missachtung der gesetzlichen Anforderung zu Strafen und Reputationsverlust geführt hat?
– Wurde ein Verantwortlicher für das Datenmanagement bestimmt oder eine organisationsweite Initiative ins Leben gerufen?

Kernprozesse

Bei den zuständigen Abteilungen in der Organisation müssen die Anforderungen erhoben werden, unter anderem, welche Funktionen notwendig sind, damit in den Kernprozessen die Daten rechtskonform und wirtschaftlich verarbeitet werden können. Hier spielen insbesondere Branchenanforderungen und rechtliche Rahmenbedingungen eine Rolle. Folgende Fragen müssen mit den zuständigen Abteilungen in der Organisation geklärt werden:

- Welche Anforderungen stellt das Business an die Daten in Bezug auf Qualität, Aktualität?
- Welche Vorgaben müssen die Mitarbeiter bei der Bearbeitung der Daten erfüllen?

Unterstützungsprozesse

Damit das Datenmanagement in der Organisation funktionieren kann, muss es fachliche und technologische Unterstützung geben. Zum einen können dies Experten für Datenmanagement und Archivierung sein, welche die Fachabteilung im Kerngeschäft unterstützen. Zum anderen muss die IT-Abteilung entsprechende Applikationen und Datenspeicher zur Verfügung stellen.

Folgende Fragen müssen beantwortet werden:

- Welche Funktionen stellt die IT zur Verfügung, damit Daten ordnungsgemäß verarbeitet werden?
- Welche fachliche Unterstützung wird in der Organisation benötigt? Zum Beispiel vom Records Manager oder vom Archivar?

2.5.2 Vorgehen

Um das Datenmanagement zu verbessern, empfiehlt sich der etablierte Plan-Do-Check-Act-Zyklus. Dieses Vorgehen wird auch in anderen Managementsystemen angewendet, beispielsweise im Qualitätsmanagement oder in der IT-Sicherheit.

- Im ersten Schritt der Planung werden die Anforderungen auf allen drei Ebenen analysiert.
- In der Umsetzungsphase werden Rollen und Verantwortung für das Datenmanagement in der Organisation eingeführt.
- In der Kontrollphase wird überprüft, ob man die Ziele bezüglich des Datenmanagements erreicht hat.
- Im Verbesserungszyklus werden die Mängel behoben, beispielsweise führen einige Unternehmen diesen Zyklus jährlich durch.

2.5.2.1 Planungsphase

In der Planungsphase sollten Sie folgende Aspekte analysieren und diese auch dokumentieren, damit die Anforderungen an das Datenmanagement nachvollziehbar sind.

– Welche externen und internen Faktoren haben einen Einfluss auf das Datenmanagement, z. B. Anforderung aus rechtlicher Sicht und aus den Geschäftsbereichen. Bei den internen und externen Einflussfaktoren geht es beispielsweise darum, was der Markt erfordert bezüglich des Umgangs mit Kunden und Produktinformationen.
– Welche Datenbestände sind in Scope und welche Organisationseinheiten und Prozesse bearbeiten die Daten?
– Welche Richtlinien, Standards und Normen sind für den bestehenden Datenbestand relevant?
– Sind externe Partner und Dienstleister in die Datenverarbeitung involviert?
– Was erwarten die Stakeholder bezüglich des Umgangs mit Informationen und Compliance von Gesetzen, wie z.B. des Datenschutzes?
– Wie hoch sind die Anforderungen an die Auffindbarkeit und Verfügbarkeit der Daten?
– Was passiert, wenn die Daten bei einem Ausfall der IT-Systeme nicht zur Verfügung stehen?
– Und welches Fachwissen und welche Kompetenzen sind zur korrekten Bearbeitung und Aufbewahrung der Daten notwendig?

Bei der Analyse der externen Einflussfaktoren geht es darum, welche rechtlichen und regulatorischen Auflagen erfüllt werden müssen, was Best Practices in der Branche sind und wie beispielsweise Mitbewerber mit den Daten ihrer Kunden umgehen, ob neue Wettbewerber auf datengetriebene Geschäftsmodelle setzen und beispielsweise die Kundendaten für ihren Vorteil nutzen, aber auch, welche politischen Rahmenbedingungen das Datenmanagement beeinflussen.

– Welche technologischen Trends sind für Ihre Organisation relevant und haben Einfluss auf das Datenmanagement?
– Welche Digitalisierungstrends sind für Ihr Unternehmen relevant?
– Welche externen Abhängigkeiten haben Sie zu Software- und Cloud-Anbietern, wenn Sie diese für innovative Anwendungen nutzen?

Schlussendlich kommt es auch auf die wirtschaftlichen Rahmenbedingungen an. In der Planungsphase geht es auch darum, Rollen und Verantwortlichkeiten zu definieren, die Risiken im Kontext der Datenverarbeitung zu bewerten und konkrete Ziele für den Umgang mit Daten zu definieren und Maßnahmen zu planen.

2.5.2.2 Data Governance umsetzen

Bei der Umsetzung der Data Governance müssen Richtlinien für den Umgang mit Informationen erstellt und die Mitarbeiter entsprechend geschult werden. Nur so können Sie sicherstellen, dass Daten in Ihrem Unternehmen auch richtig verarbeitet werden. Zudem sollten Sie eine Liste mit Risiken und Verbesserungsmaßnahmen bezüglich des Datenmanagements erstellen und diese Liste periodisch überprüfen.

Wie wir in den vorangegangenen Kapiteln gesehen haben, ist es wichtig, für jeden Datenbestand die Aufbewahrungsfristen zu definieren und so den Lebenszyklus der Daten abzubilden. Ein Ablageplan kann helfen, eine Übersicht über Ihre Datenbestände zu erhalten. Dieser wird je nach Ausrichtung auch als Datenkatalog, Verfahrensverzeichnis oder Ordnungssystem bezeichnet.

Zudem müssen Sie die Regeln für die Lösch- und Aufbewahrungsfristen in den relevanten Applikationen umsetzen. Für diese Aktivitäten brauchen Sie bestimmte Kompetenzen und Sie sollten sich überlegen, ob es bestimmte Rollen und Jobprofile in Ihrem Unternehmen geben soll. Einige Unternehmen bezeichnen diese Rollen beispielsweise als Information Governance Manager, als Data Governance Manager, Data Stewart oder Records Manager.

Um den Umgang mit geschäftsrelevanten Informationen im Unternehmen bekannt zu machen, sind interne Kommunikationsmaßnahmen notwendig. Dies können eLearning-Videos, Mitarbeiterschulungen und Seminare sein.

Zudem kann es wichtig sein, dass Sie auch extern kommunizieren, wie Sie beispielsweise mit Ihren Kundendaten umgehen. Zukünftig wird es immer wichtiger, dass Kunden, Behörden und andere Stakeholder Vertrauen in Ihr Unternehmen und den Umgang mit Daten haben. Um den Überblick zu behalten, wie Daten in Ihrem Unternehmen verarbeitet werden, müssen Sie die Prozessdokumentationen und die Kontrollen zur Dokumentenlenkung stets aktuell halten.

2.5.2.3 Kontrollaufgaben wahrnehmen

In der dritten Phase des Zyklus werden Kontrollaktivitäten durchgeführt. Durch interne und externe Audits können Sie überprüfen, welche Risiken aufgrund unzureichender Data Governance bestehen.

Sie können kontrollieren, wie der Stand der Umsetzung der Compliance-Anforderungen ist und ob alle Unternehmensbereiche auf dem gleichen Level sind oder ob bei einigen Organisationseinheiten ein besonderer Handlungsbedarf besteht. Im folgenden Beispiel wird aufgezeigt, wie Sie bei Microsoft 365 diese Kontrollaktivitäten durchführen können.

– Im Microsoft Trust Center können Sie Berichte von externen Prüfern für die Bewertung der Cloudplattform M365 abrufen. Das Microsoft Service Trust Portal bietet Informationen und Funktionen zur Bewertung der Compliance-Anforderung von Office 365 und Azure.

– Ihnen steht der Compliance Manager als Hilfsmittel für interne Audits zur Verfügung und Sie können länder- und branchenspezifische Compliance-Anforderungen dort abrufen. Sie erhalten Zugang zu den Compliance-Bewertungen Ihrer Installation. Sie können aus verschiedenen Templates für Compliance Assessments auswählen, z.B. DS-GVO oder ISO 27001.

2.5.2.4 Verbesserungsmaßnahmen durchführen

In der vierten Zyklusphase werden Verbesserungsmaßnahmen durchgeführt. In dieser Phase sollten Sie die Nonkonformitäten beheben. Das heißt, die Mängel, die Sie in der Kontrollphase festgestellt haben, sollten Sie lösen, indem Sie geeignete Korrekturmaßnahmen einleiten.

Auf der nächsten Seite finden Sie als Hilfsmittel für Workshops ein One-Pager für Data Governance, der bei der Erarbeitung der beschriebenen Aspekte unterstützt. Weiter Hilfsmittel finden Sie auf der Website www.compliance.jetzt des Buchautors.

Data Governance One-Pager Organisationseinheit: Datenbestand:		
Kontext	Interne Einflussfaktoren	Externe Einflussfaktoren
	Rechtliche Anforderungen	Geschäftliche Anforderungen
Scope	Datenbestände	Organisation und Prozesse
	Richtlinien/Standards/Normen	Externe Partner/Dienstleister
Führung	Verantwortung Unternehmensführung	Rollen, Verantwortlichkeiten und Befugnisse
	Verantwortung für Daten	Verantwortung Betrieb und IT
PLAN	Chancen	Risiken
	Ziele und Maßnahmen	
DO	Ressourcen	Kompetenzen
	Kommunikation und Training	Dokumentation
CHECK	Betrieb und operative Umsetzung	
	Bewertung der Leistung	
ACT	Gap-Analyse	Verbesserungsmaßnahmen

Abb. 4: One-Pager für Data Governance

2.6 Beispiel Data Governance mit Microsoft 365

Unternehmen stehen vor der Herausforderung einer rechtskonformen Datenhaltung und insbesondere der Löschung personenbezogener Daten. Bei Datenschutz- und Compliance-Verstößen drohen hohe Bußgelder. Um Organisationen beim Umsetzen der Compliance in Sachen Datenhaltung zu unterstützen, hat Microsoft im Jahr 2022 neue Funktionen unter den Namen *Purview* gebündelt, die für M365 und Azure anwendbar sind.

Datenschutz und Compliance-Vorgaben fordern, dass geschäftsrelevante Daten für eine definierte Frist aufbewahrt und dann gelöscht werden. In diesem Kapitel werden am Beispiel der Microsoft-Data-Governance-Lösung Purview die relevanten und Compliance-Funktionen für M365 und Azure erläutert. Auf der Website des Autors www.compliance.jetzt finden Sie Screenshots zu den jeweiligen Funktionen.

- Für ein rechtskonformes Datenmanagement ist es erforderlich, Datenbestände zu klassifizieren, ihnen die gesetzliche Aufbewahrungsfrist zuordnen und sie nach Ablauf dieser Frist zu löschen.
- Unternehmen können mithilfe von Microsofts Purview Compliance Center die Konformität mit rechtlichen Vorgaben prüfen und im Modul Datenlebenszyklus-Verwaltung, Aufbewahrungs- und Löschregeln konfigurieren.

2.6.1 Verwaltung des Datenlebenszyklus

Microsoft bietet für die Cloudservices M365 und Azure Data-Governance-Funktionen an:
- Das M365 Purview Compliance Portal stellt u.a. Data-Life-Cycle-Management-Funktionen bereit, um die Data Governance für Daten in Outlook, Onedrive, Sharepoint etc. umzusetzen.
- Azure Purview bietet Funktionen, wie einen Datenkatalog, Data Maps und Glossarfunktionen für Metadaten, um Data Governance auf der Azure Cloud Plattform zu realisieren.

Folgende Tabelle zeigt die Module des M365 Microsoft-Compliance-Portals:

Tab. 1: Ausgewählte Module Microsoft-Compliance-Portal

Modul M365 Purview	Funktion
Compliance Manager	Vorgabe von technischen und organisatorischen Massnahmen zur Konfiguration M365 nach ausgewählten rechtlichen Vorgaben (z.B. Datenschutz) und Standards (z.B. IT-Sicherheit).
Data classification	Automatische Klassifikation der Daten basierend auf Merkmalen (z.B. Zahlenformat einer Kreditkartennummer) und Machine Learning.
Data Life Cycle Management	Definition von Aufbewahrungsfristen für organisationsweite M365 Systeme (Mail, Teams, OneDrive etc.)
Information Protection	Daten und Dokumente können mit technischen Massnahmen geschützt verwenden (z.B. Vermeidung von unautorisierter Weitergabe der Daten an Dritte).
Records Management	Definition von Aufbewahrungsfristen und Löschprozesse für Dokumente (z.B. in Sharepoint).
MS Priva (Datenschutz Management)	Definition von Richtlinien für den Umgang mit Personendaten und Workflows für die Bearbeitung von Auskunftsbegehren.

Das Compliance-Portal umfasst verschiedene Funktionen:

– Mit den Funktionen **Data Classification, Data Life Cycle Management, Records Management** können Sie Daten und Dokumente klassifizieren und Aufbewahrungsrichtlinien definieren. Sie können sogenannte Labels für die Klassifizierung der Vertraulichkeit definieren, z.B. ob es sich um vertrauliche oder öffentliche Dokumente handelt.

– In der Komponente Records Management können **Aufbewahrungsrichtlinien** definiert werden, zum Beispiel für Lieferantenrechnungen, die zehn Jahre nach Ende des Vertrages aufbewahrt werden sollen. Auf Basis der definierten Labels werden die Daten in den Applikationen wie E-Mail, SharePoint und OneDrive klassifiziert. Sie definieren die Zeitdauer und ob nach Ende der Aufbewahrungsfrist die Dokumente automatisch gelöscht werden sollen oder ob eine manuelle Löschung vorgesehen ist. Sie können diese Aufbewahrungsrichtlinie zu E-Mail-Exchange-Postfächern, SharePoint, OneDrive oder anderen Microsoft-Applikationen zuweisen. Zudem können Sie eine ereignisgesteuerte Aufbewah-

rung definieren, zum Beispiel dass die Aufbewahrungsfrist für zehn Jahre gilt, wenn die Beschäftigung beendet wurde.
-   **Automatische Klassifikation:** Es können auch Dokumente automatisch klassifiziert werden. Hier können Sie beispielsweise ein Suchmuster für Personaldaten definieren.

2.6.2 Datenschutzfunktionen in Microsoft 365

Im Compliance Center finden Sie unter dem Menüpunkt Datenschutz verschiedene Funktionen.
-   Die Funktion *Datenschutz-Risikomanagement* ermöglicht es, Regeln für die Datenspeicherung zu definieren, um Risiken zu minimieren. So kann z.B. eine Regel erstellt werden, welche die Speicherung von sensitiven Personendaten auf OneDrive überwacht. Das Compliance Portal zeigt in diesem Fall Warnungen an, falls Personendaten auf OneDrive abgelegt werden.
-   Die Funktion *Anfragen zu Betroffenenrechten* unterstützt die Bearbeitung von Auskunftsbegehren. Das System unterstützt eine automatische Suche nach den Personendaten z.B. des Kunden, welcher die Anfrage an das Unternehmen erstellt hat.
-   Im Purview Compliance Manager sind zudem Self-Assessments aufgeführt, mit denen sich der Stand der Umsetzung von technischen und organisatorischen Maßnahmen für die Umsetzung bestimmter Compliance-Anforderungen bewerten lässt.

2.6.3 eDiscovery in Microsoft 365

Im M365 Compliance Portal sind zudem Funktionen für die eDiscovery (electronic discovery) verfügbar. Diese Funktion kommt zum Einsatz, wenn beispielsweise ein Gerichtsprozess erfordert, dass bestimmte Datenbestände, z.B. E-Mails, als Beweismittel eingebracht werden müssen. Falls gegen das Unternehmen eine Untersuchung eingeleitet wurde, dürfen bestimmte Datenbestände nicht gelöscht werden, sondern müssen dem Gericht bereitstellt werden.

Mit den M365 eDiscovery-Funktionen kann ein neuer Fall definiert und die relevanten Datenbestände gesichert und exportiert werden. Für die Suche nach Dokumenten können Schlüsselwörter, Speicherorte und Muster definiert werden. Die relevanten Daten können exportiert werden, um sie beispielsweise der Anwaltskanzlei zur Verfügung zu stellen.

2.6.4 Lebenszyklusverwaltung in Cloud-Plattformen

Der Cloud-Dienst Microsoft Azure bietet auch Funktionen für Data Governance an, zum Beispiel die Erstellung eines Datenkatalog oder die Lebenszyklusverwaltung von Datenbeständen.

— Für bestimmte Speicherdienste lassen sich Regeln für die Lebenszyklusverwaltung definieren. Es können Regeln definiert werden, die die Daten in andere Speicherbereiche oder in Archivspeicher verschieben beziehungsweise nach einer Aufbewahrungsfrist automatisiert löschen. Zudem kann man die Datenbestände für bestimmte Zeiträume sperren, so zum Beispiel mit der Funktion Objektsperre. Diese Objektsperre stellt die Funktionalität eines Write-once-read-many-Mediums bereit, als auch WORM-Medium bezeichnet. Für bestimmte Branchen, wie beispielsweise für Finanzdienstleistungen, sind diese Funktionen erforderlich.

— Mit den Funktionen Data Catalog und Data Map können automatisiert Übersichten und Klassifikationen der gespeicherten Daten erstellt werden.

2.6.5 Funktionen für Datenschutz und Compliance

Jede Organisation muss die ständig wachsende Menge an Unternehmens- und Kundendaten ordnungsgemäß und rechtskonform aufbewahren. Seit dem Inkrafttreten der DSGVO sind sie verpflichtet, organisatorische Maßnahmen zu ergreifen, zum Beispiel das Benennen eines Datenschutzbeauftragten und die Anpassung von Verträgen mit Kunden und Dienstleistern.

Sie müssen allerdings auch technische Maßnahmen umsetzen, um die Datenhaltung in Einklang mit den Vorgaben zu bringen. Da die Daten auf viele verschiedene IT-Systeme verteilt und zusätzlich Kopien an mehreren Speicherorten abgelegt sind, ist ein manuelles Aufräumen nahezu unmöglich. Relevante Daten sind im E-Mail-System, in Applikationen und Archiven, aber auch in Filesystemen und in der Cloud gespeichert.

Microsoft will in Ergänzung zu seinen bekannten Security-Produkten (MS Defender etc.) seine Kunden mit Compliance-Funktionen beim rechtskonformen Datenmanagement in der Cloud unterstützen. Die Liste zeigt ausgewählte Services der Produktfamilie von Microsoft Purview:

— Compliance Portal und Compliance Manager
— Data Lifecycle Management
— Data Loss Prevention
— Information Protection
— Records Management
— Data Catalog
— Data Map

2.6.6 Funktionen für Data Governance

Neben den Daten und Dokumenten zum Nachweis der Geschäftstätigkeit fällt im Unternehmen eine Vielzahl weiterer Daten an, die für eine gewisse Zeit relevant sind, aber nicht für die Ewigkeit aufbewahrt werden dürfen. Somit muss jede Organisation entscheiden, welche die rechtsrelevanten und wichtigen Daten sind, die für den Fortbestand der Organisation essenziell sind – quasi die Kronjuwelen.

Um die Gesamtheit aller Daten in der Organisation zu kontrollieren, ist eine unternehmensweite Data Governance notwendig. Laut Microsoft könnte es doch so einfach sein, zusammengefasst klingt das in der Dokumentation so: «Behalten Sie, was Sie brauchen, und löschen Sie, was Sie nicht brauchen.» Um Ordnung in die Daten zu bringen, sind verschiedene Module der Purview-Produktfamilie relevant.

2.6.7 Records Management

Während im amerikanischen Sprachraum die Disziplinen Information Governance und Records Management etabliert sind, müssen europäische Unternehmen noch lernen, damit umzugehen. Das schlägt sich in den Begrifflichkeiten nieder. Im deutschen Sprachraum sind die Begriffe Dokumentenmanagement und Archivierung gebräuchlich und nur in der öffentlichen Verwaltung spricht man von Aktenmanagement oder Schriftgutverwaltung. So ist in der ISO-Norm 15489 Records Management mit dem Begriff *Schriftgutverwaltung* übersetzt.

Ein Datensatz ist ein *Record* im Sinne einer geschäftsrelevanten Aufzeichnung. Das Records Management umfasst die Planung, Steuerung und Kontrolle der ordnungsgemäßen Aufbewahrung und Archivierung geschäftsrelevanter Daten und Dokumente.

Wie ein Datenlebenszyklusmanagement aussehen könnte, zeigt das folgende Fallbeispiel: Eine Organisation hat für die geschäftsrelevanten Datenbestände, die in M356 aufbewahrt werden, die Aufbewahrungsfristen definiert und geklärt, ob die Daten nach Ablauf der Aufbewahrungsfrist automatisch gelöscht werden können oder ob ein Reviewprozess zur Freigabe der Löschung erforderlich ist.

Diese Vorgaben werden im Records-Management-Modul unter *Fileplan* hinterlegt und den Dokumenten wird automatisch ein Retention Label zugeordnet. Ist das Ende der Aufbewahrungsfrist erreicht, startet die definierte Löschaktion.

Microsoft Purview ermöglicht das Verwalten von Aufbewahrungsfristen und somit einen Ansatz für das Information Lifecycle Management derjenigen Datenbestände, die in M365 und Azure gespeichert sind. In Zeiten des Homeoffice wächst die Datenmenge in Tools wie Sharepoint, OneDrive, Teams und Outlook ständig und es sind Maßnahmen notwendig, die ein unkontrolliertes Ansammeln der Daten verhindern.

Eine Organisation kann beispielsweise mithilfe der Compliance-Suchfunktion Typen vertraulicher Informationen definieren, zum Beispiel Personalausweis- oder Kreditkartennummern. Anhand dieser Muster findet die Suchfunktion personenbezogene Informationen und kann prüfen, ob sie an einem zulässigen Speicherort aufbewahrt werden. Dazu muss die Organisation Richtlinien in Purview erstellen.

Die Purview-Governance-Funktionen bilden die Grundlage für ein datenschutzkonformes Datenmanagement. Im Modul Compliance Manager steht eine Vielzahl von Vorgaben und Sicherheitsstandards als interaktive Checkliste zur Verfügung. Beispielsweise sind die zu kontrollierenden Punkte gemäß DSGVO verfügbar und es werden technische und organisatorische Maßnahmen wie der korrekte Einsatz von Verschlüsselung und die Klassifikation der Daten nach Vertraulichkeitsstufe empfohlen.

Einige dieser technischen Maßnahmen beziehen sich auf die Umsetzung von Aufbewahrungsfristen im Data-Lifecycle-Management-Modul. Zudem bietet Microsoft das Modul *Priva* für das Datenschutzmanagement an. Damit lassen sich beispielsweise Datenschutzrisiken managen und Auskunftsbegehren verwalten. Für die Nutzung der Compliance-Funktionen sind geeignete Lizenzen Voraussetzung, unter anderem die Enterprise-Lizenz E5. Jede Organisation muss für sich entscheiden, ob sich die Zusatzkosten lohnen.

Microsoft Purview bietet Schnittstellen zum Importieren von Inhalten aus Drittsystemen in die Microsoft-Umgebung an. Da die meisten Organisationen daneben Systeme anderer Hersteller für die Daten- und Dokumentenaufbewahrung nutzen, müssen auch dafür Konzepte für ein rechtskonformes Verwalten der Daten entwickelt werden. Meist kommen hier klassische Dokumentenmanagement- und Archivsysteme zum Einsatz.

Mithilfe der Compliance- und Data-Life-Cycle-Funktionen lässt sich das rechtskonforme Datenmanagement in Microsoft 365 und Azure verbessern. Voraussetzung ist aber, dass die Organisation die notwendigen Richtlinien, Datenklassifikationen und Aufbewahrungsfristen erarbeitet hat und dann in Purview konfiguriert. Angesichts der steigenden Compliance- und Cyber-Security-Herausforderungen steht vielen Unternehmen hier noch einiges an Arbeit bevor.

2.6.8 Checkliste für Microsoft 365 Compliance

– Wer ist in der Organisation für das rechtskonforme Datenmanagement verantwortlich und wer für die Konfigurations- und Kontrolltätigkeiten in Microsoft Purview?

– Welche externen Anforderungen und internen Richtlinien für den Umgang mit Informationen gibt es und wie werden diese in M365 und Azure abgebildet?

- Welche Anforderungen stellt der Datenschutz an das Datenmanagement und welche technischen und organisatorischen Maßnahmen sind in M365 und Azure zu ergreifen?
- Welche Aufbewahrungsfristen gelten und wurden diese intern vor dem Konfigurieren von Microsoft Purview freigegeben?
- Sollen die Daten nach Ende der Aufbewahrungsfrist automatisch gelöscht werden oder findet eine Review statt? Wer führt dieses Review durch?
- Wie wird sichergestellt, dass die Daten an allen Speicherorten und in Fachapplikationen, Archiven und in Backups gelöscht werden?
- Gibt es eine Übersicht, welche Daten in welchen Prozessen und Systemen verarbeitet werden (Data Map, Data Catalog)?
- Wie reagiere ich auf ein Datenschutz-Auskunftsbegehren einer Person – ist der Einsatz von Microsoft Priva sinnvoll?

Beat Widler

2.7 Fallstudie Datenintegrität in der Pharmaindustrie

Die folgende Fallstudie wurde vom Branchenexperten Dr. Beat Widler verfasst und zeigt die Bedeutung der Datenintegrität in der Pharmaindustrie auf.

2.7.1 Anforderungen an die Datenintegrität

Seit Behörden Qualitätsstandards bei der Herstellung und Entwicklung von Arzneimitteln verbindlich vorschreiben, sind bei der Umsetzung der GxP-Standards[7] die sogenannten ALCOA- und in jüngster Zeit die ALCOA+- Grundsätze eine Grundvoraussetzung der Qualität und Konformität von Dokumenten, die im Rahmen von Zulassungsverfahren für Arzneimittel und Medizin-Produkten (aka *medical* device) den Regulierungsbehörden vorzulegen sind.

Tab. 2: Dokumentenattribute / Anforderungen an Qualitätsmerkmalen von Dokumenten

Kriterien Datenintegrität	Englisch	Deutsch
A	Attributable	Zuordnung zur ausführenden Person
L	Legible	Lesbar
C	Contemporaneous	Zeitnahe Dokumentation
O	Original	Ursprünglich, unverfälscht
A	Accurate	Korrekt
C	Complete	Vollständig
C	Consistent	Konsistent, in sich schlüssig
E	Enduring	Langzeitig gleichen Inhalts / Qualität
A	Available	Allzeit verfügbar

Für jede Aufsichtsbehörde wie EMA (EU), FDA (US), JPMA (Japan) oder für Medizin-Produkte eine *Benannte Stelle* ist die Gewissheit und die entsprechende Dokumentation beizubringen, dass Daten nicht gelöscht oder verändert werden können, ohne dass erfasst wird, von wem bzw. wann sie gelöscht oder verändert wurden und dass gelöschte bzw. veränderte Daten auch langfristig noch gelesen werden können.
Dies trifft sowohl auf Papier als auch auf elektronische Daten zu; bei Papier wird das mit einer *Durchschlagskopie* - oder mit etwas modernerer Technologie - mit soge-

---

7 GxP, ein Sammelbegriff für sogenannte Gute Klinische Praxis- (GCP), Gute Herstellungspraxis (GMP), Gute Labor Praxis- (GLP), etc. Prinzipien

nanntem NCR-Papier erreicht. Bei elektronischen Daten mittels eines unveränderbaren *Audit-Trails*, d.h., eines Zeitstempels, der Benutzeridentifikation der Person, die die Änderung macht, und der Speicherung der veränderten / gelöschten Daten als *Metadaten*; in wichtigen Fällen eine Begründung für die Änderung. Softwaresysteme, die in der Arzneimittelentwicklung und -herstellung eingesetzt werden, sind nach einem Regelwerk (d.h. GxP) zu validieren und müssen u.a., wie oben erwähnt, eine automatische und unabhängige Aufzeichnung aller Aktionen und Daten, den sogenannten "Audit Trail", integrieren.

In diesem Zusammenhang sind die Begriffe *vollständig*, *ursprünglich* und *korrekt* entscheidend. Tatsächlich müssen die Regulierungsbehörden mit hundertprozentiger Sicherheit ausschließen, dass Audit-Trail-Daten - d.h. der Nachweis darüber, wer wann Daten zum ersten Mal erfasst, wer sie wann und wie geändert und schließlich, wer sie wann als ALCOAC Daten freigegeben hat - nach der ursprünglichen Aufzeichnung der Daten in der Benutzerdatenbank des Systems manipuliert, d.h. ohne jede Spur der Änderung verändert wurden. Dabei ist zu bedenken, dass mit den entsprechenden Nutzerrechten eine Umgehung einer lückenlosen Dokumentation von Veränderungen der Daten möglich ist und wegen systembedingten Sachzwängen auch nicht vermieden werden kann. Ist genügend kriminelle Energie vorhanden, kann dies Lug und Betrug Tür und Tor öffnen. Im Folgenden werden einige Fallbeispiele aufzeigen, dass dies leider keine theoretische Gefahr ist, sondern solcher Missbrauch zwar selten, aber dennoch zu oft vorgekommen ist. Das Vertrauen nicht nur der Behörden, sondern auch der Ärzte und Patienten in die Sicherheit eines Arzneimittels bzw. Medizinprodukts, wird so erschüttert.

In den alten Tagen erlaubten Durchschlagkopien dem *Datenerzeuger*, z.B. einem Prüfarzt, sich seine persönliche Kopie (contemporaneous copy) zur Verfügung zu stellen. Im Falle des Verdachts eines Fehlverhaltens des Sponsors einer klinischen Studie - z.B. dieser manipuliert den Audit-Trail - hätte die dem Prüfarzt hinterlassene Kopie es einem Inspektor ermöglicht, einen solchen Betrug aufzudecken.

Mit dem Übergang zu vollelektronischen Datenerfassungssystemen wurde die zeitgleiche Kopie tatsächlich zu einer Kopie dessen, was auf dem elektronischen System gespeichert wurde, das typischerweise unter der direkten oder indirekten (wenn es von einer CRO verwaltet – „gehostet" - wird) Kontrolle des Sponsors steht - alias dem potenziellen Verdächtigen. Es überrascht nicht, dass sich Inspektoren und Gesundheitsbehörden dabei unwohl fühlen, da sie keine eindeutigen Beweise dafür vorlegen können, dass die Audit-Trail-Daten echt und somit die Studiendaten echt sind.

Die Herstellung von Medikamenten ist ein komplexes und stark reguliertes Geschäft. Arzneimittel enthalten Wirkstoffe, die nur dann ihre erwünschte Wirkung entfalten, wenn sie nach den Regeln der *Guten Herstellungs Praxis* hergestellt, vertrieben und bestimmungsgemäß verschrieben werden. Die Herstellungs- und Kontrollmethoden werden in den Dossiers der Zulassungsanträge ausführlich beschrieben und von den Aufsichtsbehörden durch regelmäßige Inspektionen der Produktionsstätten streng durchgesetzt.

Die Herstellung von Arzneimitteln erfolgt an vielen Orten auf der ganzen Welt. Beispielsweise werden 80 Prozent der in den USA verkauften Generika (242 Milliarden Dollar, Tendenz steigend) im Ausland hergestellt. Die US-Gesundheitsbehörde (FDA) schafft es in mehr oder weniger regelmäßigen (d.h., alle 3-5 Jahre) Abständen, ca. 40% der in den USA ansässigen Fabriken zu kontrollieren, aber dieser Prozentsatz sinkt auf 11%, wenn es um Anlagen im Ausland geht. Somit stützen sich heutzutage die meisten Prozesse der Qualitätssicherung für das Erfassen, Bewerten und dann das Management von Prozess- und Produktqualitäts-Abweichungen und den daraus erfolgenden CAPA (Corrective and Preventing Action = Korrektur- & Präventions- Maßnahmen) auf eine Selbstdeklaration des Herstellers bzw. Sponsors einer klinischen Studie. Das bedeutet, dass, Behörde, Arzt und Patient sich auf die Korrektheit und Wahrhaftigkeit der eingereichten Informationen verlassen müssen können: Ohne dieses Vertrauen versagt ein wesentlicher Bestandteil der Produktequalität und -sicherheit.

2.7.2 Der Fall Ranbaxy

> Der Fall Ranbaxy - Oder wie stellt man sicher, dass man der Versuchung, „unangenehme Daten" zu schönen, widersteht?... Wie schlimm kann schon eine kleine Abweichung von den Produkt-Spezifikationen sein? Und was, wenn noch eine „kleine" Änderung dazu kommt, und dann noch eine, und...?

Ist es nicht eine Tatsache, dass, wer einmal betrügt, man von dieser Person oder Organisation annehmen muss, dass sie immer wieder betrügt? Diese wichtige Frage stellt sich auch für die ganze Industrie: Wie kann das erschütterte Vertrauen in die Pharma-Industrie wiederhergestellt werden, nachdem eine leidige Geschichte, wie die unten beschriebene, öffentlich geworden ist?
Ranbaxy ist ein Generikahersteller mit Sitz in Indien und mit mehr als einer Milliarde Dollar Umsatz in den USA. Er hatte sich kürzlich in sieben (US) Bundesstrafbeständen schuldig bekundet, absichtlich falsche Aussagen gegenüber der FDA gemacht zu haben, und sich bereit erklärt hat, 500 Millionen Dollar an Geldstrafen zu zahlen. Ranbaxy hat die US- Regulierungsbehörden belogen und gefälschte Dokumente eingereicht. Das Unternehmen produzierte Daten, die belegen sollten, dass die Prozesse sauber aufgesetzt sind und gut funktionieren. Die Daten, die das belegen sollten, waren aber erfunden, verfälscht oder gar vollständig gefälscht. Mitarbeiter des Unternehmens wurden zum Beispiel, angewiesen, hochwertige Inhaltsstoffe durch billigere, minderwertige Inhaltsstoffe zu ersetzen. Oftmals wurden die Daten nur erfunden. Einige Inhaltsstoffe hatten sogar die Reinheitsprüfung nicht bestanden.

Ranbaxy ist in dieser Situation leider nicht allein. Mehrere Unternehmen wurden in der Vergangenheit ertappt, schwerwiegend gegen die GMP-Regeln verstoßen zu haben und dafür wurden sie mit hohen Geldbußen belegt. In jüngster Zeit gab es zum Beispiel, wiederholte Fälle, in denen Auftrags-Hersteller die Chargenprotokolle manipuliert haben: Analysenresultate wurden auf betrügerische Art und Weise so zurechtgebogen, um beispielsweise aus Chargen, die die Qualitätsanforderungen (Spezifikationen) nicht erfüllten, "konforme" Arzneimittel zu machen. Es ist sehr nachvollziehbar, dass solche Praktiken große Bedenken bei den Regulierungsbehörden hervorgerufen haben. Lösungen, die vorgestellt werden, um das Vertrauen in die erhobenen Daten wiederherzustellen, sind typischerweise papierbasierte Lösungen: Aufzeichnungen ausdrucken und von einer unabhängigen verantwortlichen Person unterschreiben und datieren zu lassen.

Nach der Aufdeckung von gravierenden Unregelmäßigkeiten, sei dies bei Behörden-Inspektionen oder, wie im Fall Ranbaxy, dank eines „Whistleblowers", kann die Behörde Strafen, wie ein Vermarktungs- oder ein Einfuhrverbot, aussprechen und in Fällen von systematischem Fehlverhalten Zwangsmaßnahmen gegenüber der fehlbaren Firma durchsetzen. Es wird zum Beispiel geschätzt, dass Warner-Lambert aufgrund einer solchen Zwangsmaßnahme (ein sogenanntes „Consent Decree") im Jahre 1993 Kosten in Höhe von fast einer Milliarde US-Dollar entstanden sind. Im Jahr 2000 zahlte Schering-Plough eine erste Geldstrafe von 500 Millionen Dollar und gab noch mehr Geld aus für die Behebung der Mängel an deren Produktionsanlagen. Abbott Laboratories hat fast 1 Milliarde Dollar ausgegeben, die sich aus einem 1999 erlassenen „Consent Decree" ergaben, einschließlich einer Geldstrafe von etwa 100 Millionen Dollar. Für Behörden wie EMA oder FDA ist die Wiederherstellung von zuverlässigen Prozessen, die nachhaltig die Qualität der Produkte oder, im Falle von klinischen Studien, der erhobenen Daten garantieren, das einzige Ziel, „koste es den Hersteller, was es wolle".

2.7.3 Die Probleme von heute mit der Technologie von gestern lösen

Und dann gibt es noch größere Schurken: Seit Jahrzehnten plagen gefälschte Medikamente den globalen Pharmamarkt. Über die Bedingungen, unter denen diese Produkte hergestellt werden, ist nur sehr wenig bekannt. Im besten Fall sind es blasse Nachahmungen der Originalpräparate, im schlimmsten Fall können sie schädliche Inhaltsstoffe, gefährliche Verunreinigungen, toxische Abbauprodukte des Medikaments oder schlicht kein echtes Medikament enthalten.

Regulierungsbehörden haben Richtlinien erlassen, wie z.B. die EU-Richtlinie 2011/62/EU 2011, die darauf abzielt, den Eintritt gefälschter (Arznei-)Produkte in die offizielle Lieferkette zu verhindern. Als Maßnahmen werden u.a. die Verwendung von eindeutigen Markierungen auf und Manipulationsschutz von Verpackungen gefordert, die es dem Verschreiber und Benutzer ermöglichen sollen, ein gefälschtes

Medikament zu erkennen. Ein komplexer Prozess zur Generierung und Meldung dieser Codes an eine EU-Zentrale und deren Überprüfung durch eine nationale Arzneimittelverifikations-Behörde werden nach und nach eingeführt, um die Verfolgung und Rückverfolgung einer jeden Arzneimittelpackung sicherzustellen. Verpackungen für den Export außerhalb der EU, kostenlose Proben, zurückgerufene, zurückgezogene oder gestohlene Waren und zurückgeschickte beschädigte Verpackungen werden dadurch eindeutig identifiziert, um gefälschte Arzneimittel von Patienten, Ärzten und Apothekern fernzuhalten. Dennoch: "Die WHO berichtet, dass die US FDA schätzt, dass mehr als 10 Prozent der sich in Industrie- und Entwicklungsländern im Umlauf befindlichen Medikamente gefälscht sind".

Die ICH-Richtlinie für gute klinische Praxis E6(R2) ist am 14. Juni 2017 in Kraft getreten. Unter Ziffer 8 "Grundlegende Dokumente für die Durchführung einer klinischen Studie" heißt es:

> Der Sponsor soll sicherstellen, dass der Prüfarzt jederzeit die Kontrolle über und den kontinuierlichen Zugriff auf die an den Sponsor gemeldeten CRF-Daten hat. Der Sponsor soll keine ausschließliche Kontrolle über diese Daten haben.
>
> ICH-Richtlinie für gute klinische Praxis E6(R2)

Mit dem raschen Ausbau der elektronischen Datenerfassungssysteme (EDC) werden jedoch alle Daten in einer einzigen validierten Datenbank gespeichert, die entweder vom Sponsor oder von einem Dienstleister (CRO, EDC-Anbieter) betreut („hosting") wird und daher direkt oder indirekt unter der Kontrolle des Sponsors ist.

Die von den Regulierungsbehörden vorgeschlagene Lösung, um Missbrauch zu verhindern, besteht u.a. darin, die e-CRF-Daten auszudrucken und als Papier zu speichern. Oder etwas eleganter, aber dennoch mit praktischen Problemen behaftet: Erzeugen einer zeitgleichen PDF-Kopie auf dem lokalen Computer des Prüfarztes (abgesehen von der Tatsache, dass dies eine Vielzahl von Dateien erzeugt, die für einen späteren Abruf verwaltet werden müssen, erlauben viele Unternehmen – Spitäler - den Import von fremden Dateien in deren IT-Umgebung aus offensichtlichen Gründen der Cybersicherheit nicht.

2.7.4 Lösungsansatz

Bei der Generierung der Datensätze werden statt Kopien – seien diese elektronische oder Papierkopien, die unabhängig vom Besitzer zu archivieren sind - kryptographische Verfahren eingesetzt, indem von jedem Datensatz ein eindeutiger Hashwert mit Zeitstempel erzeugt wird. Dieser wird zum einen in der Blockchain abgespeichert und kann zudem als separater Beleg gespeichert werden. Zudem wird jede Aktion von Nutzern oder vom System im Audit-Trail dokumentiert, welcher wiederum mit kryptographischen Hilfsmitteln abgesichert wird. Somit kann die Integrität des Datensatzes und des Audit-Trails nachgewiesen werden. Die Innovation besteht zum einen in der Tatsache, dass der Nachweis der Integrität der Daten nicht durch Vergleich von Kopien bzw. durch die Analyse des Audit-Trails erbracht wird.

Dieser Ansatz liefert unwiderlegbare Beweise dafür, dass ein von einem Prüfarzt oder einem anderen Studien-Mitwirkenden eingegebener Datensatz niemals ohne GxP-Audit-Trail geändert werden konnte und somit der Grund, der Zeitpunkt und der Urheber der Änderung immer völlig transparent dokumentiert sind.

Im Falle der Nachverfolgbarkeit von jeder einzelnen Arzneimittelpackung kann ein auf der Primär- und Sekundär-Packung angebrachter Code, der in der Blockchain abgespeichert ist, die Nachverfolgung jeder Lieferung vom Hersteller zum Endverbraucher erlauben. Ein Bruch in der Blockchain alarmiert Hersteller, Vertreiber, Apotheker, verschreibenden Arzt und schließlich den Patienten, dass etwas mit der Packung in ihrer Hand nicht stimmt.

"Blockchain ist eine faszinierende Technologie, die unsere QA-Community richtig verstehen muss. Selbst als "no techy" kann ich sehen, wie wir alte Denkweisen, die auf Dokumentation mittels Papierkopien fußt, sowie auf wiederholten QC-Überprüfungen bestehen, überwinden müssen. Intelligente Analysen und Berichte zum Audit-Trail und dessen Integrität mittels Blockchain-Technologie kann einen nahtlosen Nachweis der Datenintegrität liefern."

Beat Widler

Autoreninformation

Dr. Beat Widler ist Managing Partner und Co-founder von Widler & Schiemann AG. Er hat über 25 Jahre Berufserfahrung bei Roche in der Schweiz und Grossbritannien in den Bereichen Regulatory Affairs, klinische Forschung sowie Qualitätssicherung und Risikomanagement. Er war 15 Jahren Global Head of Roche Clinical Quality und 5 Jahren Head of Roche Clinical Development UK. Seit mehr als 15 Jahren ist er in Arbeitsgruppen der IFPMA, EFPIA, Interpharma aktiv.
www.wsqms.com

3 Grundwissen Knowledge Graphen

3.1 Was ist ein Knowledge Graph?

Der Begriff **Knowledge Graph** beschreibt eine semantische Suche auf Basis systematischer Zusammenstellung und Aufbereitung von Daten und wurde erstmals von Google geprägt.

Führende Internetunternehmen setzen Knowledge Graphen schon seit mehreren Jahren ein, um ihren Kunden auf für sie zugeschnittene Informationsangebote zu präsentieren. Die Technik lässt sich aber auch für Unternehmen einsetzen, um das interne Wissen abzubilden und z.B. Sucherergebnisse zu verbessern. Mit der Hilfe von Knowledge Graphen lassen sich zudem Ergebnisse von AI/Machine-Learning-Systemen verbessern. In diesem Kapitel wird ein Überblick über die Einsatzmöglichkeiten von Knowledge Graphen gegeben und aufgezeigt, wie man Datenbestände miteinander vernetzen und eine digitale Wissensbasis aufbauen kann.

3.2 Knowledge Graphen bei Digitalunternehmen

Die führenden Internetunternehmen wie Google, Facebook und Amazon setzen Knowledge Graphen schon seit mehreren Jahren ein, um ihren Kunden auf sie zugeschnittene Informationsangebote zu präsentieren. Die Technik der Knowledge Graphen und die semantischen Technologien lassen sich aber auch für Unternehmen einsetzen, um das interne Wissen abzubilden. Knowledge Graphen sind zudem ein Ansatz, um die Ergebnisse von AI und Machine Learning zu verbessern.

Erfolgreiche Digitalunternehmen wie Google, Amazon, Netflix und Microsoft setzen schon seit längerem Knowledge Graphen ein.
- **Google:** Knowledge Graph als Teil der Suchmaschine
- **Amazon/AWS:** Knowledge Graph im E-Commerce Shop und Graphdatenbank Neptune für Cloud-Kunden
- **Netflix:** Knowledge Graph für Empfehlungen für Serien und Filme
- **Microsoft:** Knowledge Graph (Microsoft Viva Topics) und Graphdatenbank MS Graph

Diese Unternehmen zählen zu den wertvollsten Unternehmen der letzten Jahre und ein gemeinsamer Erfolgsfaktor ist, dass sie es mithilfe der Knowledge-Graph-Technologie geschafft haben, die Informationen über Kunden, Produkte und Präferenzen optimal zu kombinieren und somit ihre Dienste auf die Wünsche der Kunden auszurichten.

Die Digitalunternehmen haben somit eine Wissensbasis über Kunden und Produkte aufgebaut und können diese Informationen mit Knowledge Graphen miteinander vernetzen. Schauen wir uns zum Einstieg an, wie Google, Amazon, Netflix

https://doi.org/10.1515/9783110691061-003

und Microsoft Knowledge Graphen einsetzen. Search Engines im Internet sowie im Intranet können Knowledge-Graph-Technologie einsetzen, um die Suchergebnisse zu verbessern. Google setzt diese Technik seit 2012 ein. Globale Unternehmen mit großen Datenbeständen setzen Knowledge Graphen zur Suche im Intranet ein. Im E-Commerce und in der Medienindustrie werden Knowledge Graphen eingesetzt, um die Kundenpräferenzen besser zu erfassen und dem Nutzer Empfehlungen für zukünftige Käufe zu geben. Beispiele sind Amazon und Netflix. Microsoft wird Knowledge Graphen zukünftig in den Microsoft 365 Cloud-Diensten einsetzen, um das Wissensmanagement im Unternehmen zu verbessern.

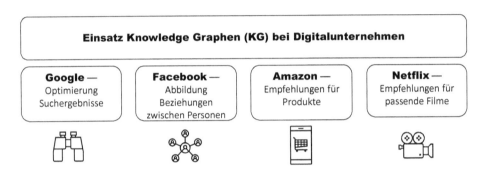

Abb. 5: Einsatz Knowledge Graphen bei Digitalunternehmnen

3.2.1 Google Knowledge Graph

Google ermöglicht seit 1997 die Suche nach Begriffen im Internet. Als Suchergebnis erhalten Sie eine Liste mit Internetseiten, die den Begriff enthalten. Seit 2012 setzt Google zusätzlich zur Internetsuche einen Knowledge Graphen ein, um die Suchergebnisse zu verbessern und den Suchbegriff im relevanten Kontext darzustellen. Mit dem Knowledge Graphen kann Google bessere Suchergebnisse dem Kunden präsentieren und gleichzeitig die Werbung optimal auf den Kunden ausrichten.

Wenn man beispielsweise den Namen der Künstlerin *Taylor Swift* in die Google-Suche eingibt, wird als Suchergebnis auf der linken Seite eine Liste mit Websites angezeigt, bei denen der Begriff Taylor Swift auftaucht. Auf der rechten Seite werden die Ergebnisse der semantischen Suchfunktion angezeigt, welche mithilfe eines Knowledge Graphen generiert wurden. In dieser sogenannten Knowledge Box wird der Suchbegriff in einem Kontext angezeigt, in unserem Beispiel zum Beispiel das Geburtsdatum der Sängerin und die Liste der veröffentlichten Musiktitel sowie Filme, in denen sie mitgespielt hat. Diese Informationen wurden aus Quellen wie zum Beispiel Wikipedia extrahiert, im Google Knowledge Graph gespeichert und werden jetzt dem Benutzer angezeigt.

Der wesentliche Unterschied zu der Liste der Websites auf der linken Seite ist, dass der Knowledge Graph Wissen repräsentiert. Im Knowledge Graphen ist gespeichert, dass eine natürliche Person einen Namen hat und zudem einen Künstlernamen hat. Ein Schauspieler, beispielsweise, kann in einem Film eine bestimmte Rolle spielen. Wenn der Benutzer eine Frage hat, so kann der Knowledge Graph eine Antwort anhand seiner Wissensbasis generieren. Bei der Suche im Internet möchten wir in vielen Fällen eine Antwort auf eine bestimmte Frage erhalten. Man möchte sich nicht durch eine lange Liste von Suchergebnissen scrollen, sondern erwartet eine Antwort.

Ein Erfolgsgeheimnis von Google ist, dass es mithilfe von semantischen Suchfunktionen dem Nutzer bessere Antworten auf seine Suchanfragen geben kann. Für die automatische Spracherkennung ist die semantische Suche erforderlich, da die Maschine den Kontext verstehen muss, wenn man beispielsweise sagt: "Alexa, spiel mir ein Lied von Taylor Swift." Im Knowledge Graphen ist abgelegt, dass die Person mit dem Namen Taylor Swift eine Person ist, Personen sind Dinge, und dass diese Person ein Singer-Songwriter ist.

3.2.2 Knowledge Graphen im E-Commerce und in der Medienindustrie

In den letzten 20 Jahren ist Online-Shopping Bestandteil unseres Alltags geworden und wir kaufen Produkte online ein, weil es bequem ist und E-Commerce-Shops eine große Auswahl haben. Unternehmen wie Amazon sind so erfolgreich, weil sie die vergangenen Einkäufe der Kunden analysieren und eine Wissensbasis über Produkte aufgebaut haben. Mithilfe von *Recommender Engines* findet der Kunde das passende Produkt für seine Bedürfnisse.

Ein weiteres erfolgreiches Beispiel für den Einsatz von Knowledge Graphen ist Netflix. Netflix schlägt Ihnen Filme auf Basis Ihrer Präferenzen vor. Sie erhalten beispielsweise eine Nachricht: "Wir haben gerade eine Serie hinzugefügt, die Ihnen gefallen könnte." Man kann in einem Knowledge Graphen Filme, Schauspieler und weitere Eigenschaften beschreiben und auf Basis dieser vergangenen Präferenzen können nun Vorschläge für Sie generiert werden.

3.3 Definition Knowledge Graph

Als ein Knowledge Graph oder zu Deutsch Wissensgraph kann eine maschinenlesbare Repräsentation einer Wissensdomäne beschrieben werden, welche von Menschen als auch von Maschinen gelesen und verarbeitet werden kann. Der menschliche User erhält die Ergebnisse des Knowledge Graphen als textliche oder visuelle Darstellung der Zusammenhänge, zum Beispiel in einem Diagramm.

Knowledge Graphen werden auch häufig visualisiert anhand von Netzdiagrammen. Eine wichtige Eigenschaft von Knowledge Graphen ist, dass eine Auswertung per Computer erfolgen kann. So kann eine automatisierte Auswertung und Nutzung des Wissens erfolgen, zum Beispiel für Machine Learning oder für die automatisierte Klassifikation von Inhalten. Die Ursprünge der Knowledge-Graph-Technologie liegen mehr als 20 Jahre zurück:

- 1997 wurde vom W3C das RDF-Format standardisiert
- 2004 die Web Ontology Language
- 2008 folgte die Abfragesprache SPARQL
- 2012 hat Google seinen Knowledge Graph vorgestellt
- 2014 wurde das JSON-LD-Format standardisiert
- 2019 hat Microsoft das Projekt Cortex vorgestellt, welches das Wissensmanagement im Unternehmen und mit Office-Dokumenten revolutionieren soll und jetzt als Microsoft Viva und Sharpoint Syntex vermarktet wird

3.4 Microsofts Vision vom Knowledge Management

Der Geschäftsführer von Microsoft hat angekündigt, dass die Verbesserung des Wissensmanagements insbesondere mit den Office-Diensten und im Intranet eine Top-Priorität ist.

Microsoft hat seine Services um Künstliche Intelligenz (KI) und semantische Technologien, wie Knowledge Graphen, erweitert, u.a. mit den Service Microsoft Graph und Microsoft Viva Topics.

Die Vision ist, dass die Mitarbeiter Zugriff auf Wissen und Expertise erhalten, die heute in Dokumentenablagen, Mails und Datensilos gespeichert sind. Wissen soll über alle IT-Systeme hinweg organisiert werden.

Die Funktionen in Microsoft 365 werden durch Knowledge Graphen unterstützt. Mit KI werden Inhalte automatisch organisiert und das Wissen zu einem Thema wird aus unterschiedlichen Quellen, wie Outlook, SharePoint und Teams, zusammengeführt und dem Nutzer präsentiert. Machine Teaching ermöglicht Fachexperten, ein System für die Erkennung semistrukturierter Inhalte zu trainieren.

3.5 Einsatzgebiete von Knowledge Graphen im Unternehmen

Im Folgenden sollen vier Bereiche für den Einsatz von Knowledge Graphen im Unternehmen vorstellt werden. Kernfrage ist es, wie Ihre Organisation Wissen und Expertise besser strukturieren und nutzen kann.

Das erste Einsatzgebiet ist das Wissensmanagement im Unternehmen. Informationen sind auf verschiedene Datensilos verteilt, in verschiedenen Abteilungen dokumentiert, und in ausgewählten Branchen müssen zukünftig standardisierte

Vokabulare benutzt werden, wie beispielsweise in der Pharmaindustrie. Hier können Knowledge Graphen das Wissensmanagement im Unternehmen unterstützen.

Der zweite große Anwendungsbereich ist das Wissen über die Kundenpräferenzen. Wie wir an den Beispielen von E-Commerce-Shops und Recommendation-Engines gesehen haben, ist es wichtig, die Kundenpräferenzen strukturiert zu erfassen und in einer Wissensbasis zusammenzuführen.

Der dritte Bereich, der immer wichtiger wird, ist, eine Wissensbasis für die künstliche Intelligenz zu schaffen. Die Analyse großer Mengen von Textdokumenten durch Machine Learning erbringt in vielen Fällen nicht die erhoffte Wirkung. Deshalb kann ein Knowledge Graph helfen, die Ergebnisse im Machine Learning zu verbessern. Dies wird auch als Machine Teaching definiert.

Der vierte große Bereich des Einsatzes von Knowledge Graphen besteht darin, das Wissen über die physische Welt in maschinenlesbarer Form zu dokumentieren, sodass beispielsweise selbstfahrende Autos oder Smart-Citys diese Information nutzen können.

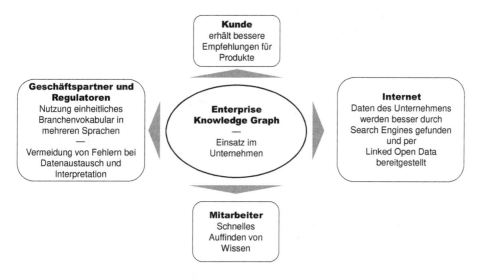

Abb. 6: Einsatzgebiete von Knowledge Graphen im Unternehmen

3.6 Wissensmanagement mit Knowledge Graphen

Häufig sind das Wissen und die Expertise verteilt auf verschiedene Abteilungen und in verschiedensten E-Mails und Dokumenten abgelegt. In vielen Unternehmen gibt es eine Vielzahl von Datenbanken, die nicht miteinander vernetzt sind.

Um neue Erkenntnisse beispielsweise über Kundenpräferenzen zu erarbeiten, muss eine Vernetzung dieser Datenbanken erfolgen, und hier können auch Knowledge Graphen helfen. Im Wissensmanagement im Unternehmen ist es ein Ziel, den richtigen Experten für ein bestimmtes Thema zu definieren und den anderen Mitarbeitern mitzuteilen, wer dieser Experte ist. Die Zuordnung von Expertise Personen durch einen Knowledge Graphen kann hier die Suche unterstützen. Auch das Lernens aus beispielsweise Projekten kann wirkungsvoll durch Knowledge Graphen unterstützt werden. Die Informationen aus verschiedensten Projekten können beispielsweise strukturiert ausgewertet werden und daraus können Schlüsse für zukünftige Projekte gezogen werden.

Ein weiterer wichtiger Anwendungsfall ist der Aufbau einer Wissensbasis für die Kundenpräferenzen. Die Frage ist beispielsweise, ob sich Kunden, die Produkt A gekauft haben, auch für Produkt B interessieren. Oder welche Produktkonfigurationen möglich sind und auch nachgefragt werden. Die Schaffung einer Wissensbasis für künstliche Intelligenz ist ein zukünftiges Feld für die Anwendung von Knowledge Graphen, damit zum Beispiel Textmining-Algorithmen oder auch Chatbots bessere Ergebnisse liefern können. Hier können Knowledge Graphen beim Machine Teaching unterstützen. Die Wissensbasis über ein Fachgebiet ist strukturiert in einem Knowledge Graphen hinterlegt und dieser Knowledge Graph wird verwendet, wenn die Maschine beispielsweise Texte analysiert.

Ein weiteres wichtiges Feld ist das Wissen über die physische Welt. Die Schlagworte Industrie 4.0 oder Internet of Things sind in aller Munde. Hier stellt sich oft die Frage, wie Daten angereichert werden können, damit die Maschinen zum Beispiel besser navigieren können, beispielsweise im Internet of Things oder in Smart-Citys, bei denen die Gebäude vernetzt sind. Auch im Bereich der selbstfahrenden Autos ist es wichtig, eine strukturierte Wissensbasis zu haben. So können selbstfahrende Autos besser navigieren, wenn sie eine Wissensbasis über ihre Umwelt haben, die in einem Knowledge Graphen abgelegt ist.

3.6.1 Knowledge Graph - ein Hype?

In der Fachpresse wird über den Trend berichtet und die ersten innovationsfreundlichen Unternehmen setzen die Knowledge-Graph-Technologie ein. Schaut man aber auf die Digitalunternehmen Google, Amazon und Netflix, so wird deutlich, dass diese Unternehmen Knowledge Graphen heute schon produktiv einsetzen und ständig weiterentwickeln. Somit sollte sich jede Organisation die Frage stellen, wie zukünftig Knowledge Graphen eingesetzt werden können.

4 Checkliste Projekte Daten- und Dokumentenmanagement

Im Folgenden wird eine Checkliste für Einführungsprojekte im Kontext Dokumentenmanagement vorgestellt.

Die Checkliste ist in sechs Bereiche gegliedert: Zuerst betrachten wir wichtige Punkte bei der Projektdefinition und die Erfolgsfaktoren. Dann die Risiken und Richtlinien bzw. Standards. Abschließend besprechen wir das erforderliche Fachwissen und die Aspekte bei der Technologieauswahl. Wenn Sie diese aufgeführten Aspekte berücksichtigen, können Sie gut vorbereitet in das Projekt starten.

4.1 Projekt-Scope, Ziele und Vorgehen

Für ein erfolgreiches Projekt ist es notwendig, dass klar definiert ist, welche Dokumentenbestände und Organisationseinheiten betroffen sind. Zudem ist aus IT-Sicht abzuklären, ob bestehende IT-Systeme die Anforderungen an eine rechtskonforme und sichere Aufbewahrung erfüllen oder ob neue Systeme beschafft werden müssen.

4.1.1 Ausgangssituation und Setup Projekt

- Existieren Vorgaben und Records-Management-Richtlinien oder müssen diese im Projekt erarbeitet werden?
- Existiert eine Strategie für die RM-Einführung im gesamten Unternehmen oder muss diese im Projekt erarbeitet werden?
- Sind die Verantwortungen im Unternehmen für RM geklärt oder müssen im Projekt organisatorische Konzepte erarbeitet werden?

4.1.2 Scope Business

- Ist der Projektumfang in Bezug auf Organisationseinheiten und Dokumentenbestände klar abgegrenzt?
- Wer ist für die Einführung eines unternehmensweiten RM inkl. Erarbeitung Policy und Umsetzung Organisation und IT verantwortlich?
- Wer ist für die Einführung RM innerhalb einer Teilorganisation oder Business Unit, Abteilung, Applikation verantwortlich?

https://doi.org/10.1515/9783110691061-004

4.1.3 Scope IT

- Sind die betroffenen IT-Systeme und Usergruppen klar abgegrenzt?
- Sind Umfang und Vorgehen für die Technologieauswahl definiert, z. B. ob neue Software eingeführt oder bestehende Systeme angepasst werden?
- Handelt es sich um die Einführung eines neuen Systems oder der Erweiterung bestehender Komponenten?

4.2 Projektmanagement – Erfolgsfaktoren

Sind in der Gesamtprojektplanung die Aktivitäten und Entscheidungswege zur Erarbeitung der Strategie, Richtlinien, Organisations- und IT-Umsetzung klar definiert und die Abhängigkeiten berücksichtigt?

4.2.1 Projektmanagement

- Sind in der Gesamtprojektplanung die Aktivitäten und Entscheidungswege zur Erarbeitung der Strategie, Policy, Organisations- und IT-Umsetzung klar definiert und die Abhängigkeiten berücksichtigt?
- Abhängigkeit: Umsetzung erfordert Vorarbeiten Strategie und Policy.
- Abhängigkeit: Kostenschätzung für gesamtes Unternehmen erfordert Gesamtkonzept für Umsetzung.
- Wurde analysiert, welche Aktivitäten der ISO-Norm 15489 im Projekt durchgeführt werden können und welchen Nutzen sie erbringen?
- Sind im RM-Projekt sowohl das unternehmensinterne Projektvorgehensmodell (Phasen/Meilensteine) als auch die besonderen Aktivitäten für RM-Projekte (siehe ISO 15489) berücksichtigt?
- Ist die Einhaltung von Projektmanagement-Best-Practices berücksichtigt?

4.2.2 Stakeholdermanagement

- Sind die relevanten Stakeholder und Ansprechpartner ins Projekt einbezogen und ist definiert, wer Anforderungen stellen darf?
- Sponsor des Projekt und Unterstützung Top-Management?
- Vertreter der Enduser der relevanten Organisation
- Rechtsabteilung
- Archivabteilung
- IT-Abteilung

4.2.3 Kosten/Nutzen (Return on Investment)

- Sind Kosten und Nutzen eindeutig identifiziert und ist das Management vom Business Case überzeugt?
- Sind IST-Kosten und IST-Nutzen identifiziert und mit Zielbild verglichen? (ggf. ROI-Berechnungen mit einem definierten Zeithorizont)
- Ist der Handlungsbedarf vom Management akzeptiert?
- Sind Risiken in der IST- und SOLL-Situation analysiert und bewertet?
- Ist der Nutzen bzw. die Kostensenkung bei Business-Prozessen berücksichtigt?
- Sind zukünftige Projekt- und Betriebskosten abgeschätzt?
- Sind die Kosten für den unternehmensweiten Einsatz abgeschätzt und vom Management akzeptiert?

4.2.4 Einführung und Userakzeptanz

- Wie wird im Projekt sichergestellt, dass die Lösung von den Endusern akzeptiert wird (Usability-Test, Kommunikation, Schulung)?
- Bestehen Widerstände auf der Enduserseite? z. B. da das System Einsparungspotenziale bei der Bearbeitung ermöglicht?
- Gibt es ein Konzept, wie automatisiert Metadaten basierend auf einer Taxonomie/Ordnungssystem vergeben werden?
- Wie wird bei der Einführung das Risiko minimiert und schrittweise Erfolge erzielt? z. B. Pilot oder phasenweiser Rollout bei Usergruppen

4.2.5 Fachkompetenz Datenmanagement

- Ist im Projekt die notwendige interne und externe Datenmanagement Fachkompetenz vorhanden?
- Fachkompetenz bzgl. rechtlicher Aspekte?
- Aspekte der digitalen und papiergebundenen Archivierung?
- Fachkompetenz bzgl. der Geschäftsprozesse?
- Fachkompetenz bzgl. IT-Systemen?

4.2.6 Requirements, Standards und Kriterienkataloge

- Ist ein professionelles Anforderungsmanagement (Requirements Management) sichergestellt?

4.2.7 IT-Governance

– Ist die Records-Management-Initiative mit der unternehmensinternen IT-Governance synchronisiert?
– Gibt es im Unternehmen ein Framework zur IT-Governance?
– Ist die IT-Governance für den Bereich Datenmanagement definiert bzw. umgesetzt?

4.2.8 IT-Aspekte

– Ist die Lösung mit der unternehmensweiten IT-Strategie und IT-Architektur abgestimmt? z. B. wie wird ein unternehmensweites Datenmanagement sichergestellt, wenn geschäftsrelevante Informationen in unterschiedlichen IT-Systemen aufbewahrt werden (verschiedene Hersteller, Eigenentwicklungen etc.)?
– Wie werden das wachsende Speichervolumen und die Anforderungen an die rechtskonforme Aufbewahrung bewältigt?
– Sind die Kosten für Software, Hardware, Betrieb, Support akzeptabel?
– Kann die IT die Projekte innerhalb der gewünschten Zeit umsetzen?
– Wie wird der IT-Support für Datenmanagement sichergestellt?

4.3 Risiken

Sind alle relevanten Risiken identifiziert, bewertet und entsprechende Maßnahmen eingeleitet?

4.3.1 Politische Risiken

– Priorisierung bzw. Repriorisierung der Projekte aufgrund der Unternehmensstrategie und Marktsituation, z. B. Veränderungen in der Unternehmensstrategie bzw. neue Initiativen wie Kostensenkungsprogramme.
– Neue bzw. veränderte Compliance-Anforderungen?

4.3.2 Rahmenbedingungen und Umwelt

– Veränderung der rechtlichen Rahmenbedingungen: Compliance mit neuen regulatorischen Vorschriften.

- Aktuelle Fälle in der Presse führen zu erhöhter Aufmerksamkeit für das Thema Datenmanagement.

4.3.3 Soziale Risiken

- Projekt führt zu Veränderung im Unternehmen, z.B. Widerstand von Stakeholdern, die an Status quo festhalten oder Datenmanagement eine niedrige Priorität zumessen.
- Akzeptanz neuer Systeme bei Endusern.

4.3.4 Technologische Risiken

- Ist die langfristige Zukunftsfähigkeit der Datenmanagement-Systeme sichergestellt?
- Support und Weiterentwicklung durch Hersteller?
- Support und Know-How durch interne IT?
- Sind die neuen und alten IT-Systeme/Standards kompatibel bzw. kann eine Migration erfolgen?
- Wie wird ein einheitliches Datenmanagement in einer stark heterogenen und verteilten IT-Landschaft sichergestellt?
- Welchen Einfluss hat der technologische Wandel (neue Produkte) auf die Datenmanagement-Projekte?

4.4 Standards

Ist definiert, welche Standards und Richtlinien zwingend erfüllt bzw. optional erfüllt werden müssen?

4.4.1 MUST-Standards

- Ist definiert, welche Standards aus externen Vorgaben zwingend erfüllt werden müssen?
- Ist definiert, welche Standards aufgrund interner Vorgaben zwingend erfüllt werden müssen?

4.4.2 Prüfung des RM-Systems

– Ist geklärt worden, ob eine externe Prüfung, Gutachten oder Zertifizierung für das System zwingend oder sinnvoll ist?
– Ist definiert, welche Prüfkriterien für welche Teilbereiche zum Einsatz kommen?

4.4.3 Projektvorgehen

– Welche Aktivitäten, die in der ISO 15489 empfohlen werden, können sinnvoll im Projekt durchgeführt werden?

4.4.4 Musteranforderungskatalog

– Wurde analysiert, welche Musteranforderungskataloge für die Branche, Unternehmen, Projekt relevant sind und ob sie sinnvoll eingesetzt werden können?

4.4.5 Standards für Metadaten

– Ist der Einsatz von Standards für Metadaten sinnvoll?

4.4.6 Technische Standards

– Wurde geklärt, ob weitere technische Standards für das Projekt relevant sind?

4.5 Fachwissen

Sind die relevanten Fachbegriffe im Projekt definiert und werden diese von allen Beteiligten verstanden und akzeptiert?

4.5.1 Record, Dokument, Akte

– Sind die Begriffe Record, Dokument, Akte/Dossier einheitlich definiert?
– Sind die Begriffe für die Systeme (DMS, RM, Archiv etc.) definiert und den bestehenden Systemen zugeordnet?

4.5.2 Retention Schedule (Aufbewahrungsplan)

- Ist im Unternehmen ein einheitliches Konzept für die Verwaltung von Aufbewahrungsfristen vorhanden?
- Sind die Aufbewahrungsfristen im Unternehmen dokumentiert?

4.5.3 Ordnungssystem/ Taxonomie

- Gibt es ein Metadatenkonzept auf Ebene Gesamtorganisation?
- Wie sind die Stammdaten definiert und gibt es dafür eine autorisierte Instanz, die die Stammdaten zentral steuert und unterhält?

4.5.4 File Plan (Ablageplan)

- Gibt es im Unternehmen ein Konzept für die Strukturierung der Ablage von Daten und Dokumenten?
- Gelten die Ablagepläne für den ganzen Lebenszyklus (aktive, semiaktive, inaktive Phase) bis zur Vernichtung?
- Werden die Ablagepläne bei Organisationsänderungen angepasst bzw. ergänzt?
- Sind die Begriffe Ablage und Archivierung klar abgegrenzt?

4.5.5 Löschprozesse

- Ist die finale Vernichtung am Ende des Lifecycles für alle Records definiert? z. B. endgültige Vernichtung, Transfer in die dauernde Aufbewahrung, Verlängerung der Aufbewahrung (legal hold)
- Wird der Löschprozess dokumentiert? (Vernichtungsprotokolle)

4.5.6 Legal Hold

- Wie werden Beweismittel im Fall von Gerichtsprozessen sichergestellt?
- Wird bei einem Gerichtsverfahren ein Vernichtungsstopp für die relevanten Datenhaltungssysteme umgesetzt?

4.5.7 Prozessmanagement

– Sind im Unternehmen die Vorgaben und Tools für Prozessmanagement, Workflow, BPM definiert?
– Sind die Abhängigkeiten zwischen Workflow- und Prozessmanagement und Dokumentenmanagement identifiziert?

4.6 Technologie und die Entwicklung am Markt

Aus technologischer Sicht gibt es wichtige Fragen, die im Projekt geklärt werden müssen.

4.6.1 Internes Rechenzentrum vs. Cloud

– Sollen die Dokumente in der Cloud oder in einem eigenen Datacenter gespeichert werden?
– Werden die Aspekte der IT-Security beachtet und ist definiert, in welchen Systemen Dokumente gelöscht werden müssen, z.B. auch auf Backups

4.6.2 Bestehende Lieferanten

– Haben bestehende IT-Partner die Kompetenz im Datenmanagement oder ist es sinnvoll Spezialanbieter hinzuzuziehen?
– Wurde analysiert, welche Funktionen die bestehenden Lieferanten anbieten und ob diese die zukünftigen Anforderungen abdecken?

4.6.3 Entwicklung am Markt

– Sind die aktuellen Entwicklungen am Markt für Software und -Dienstleistungen (z. B. Cloud/Outsourcing) analysiert und die Auswirkungen auf das eigene Unternehmen bewertet?
– Setzen Sie auf eine zukunftsfähige Technologie und ist diese langzeittauglich?

4.6.4 Lieferantenauswahl / RFP

– Sind bestehende und potenzielle Lieferanten identifiziert?
– Sind messbare Bewertungskriterien für den Ausschreibungsprozess definiert?

5 Grundwissen Blockchain-Technologie

Dieses Kapitel führt in die grundlegenden Begriffe der Blockchain-Technologie ein und zeigt auf, für welche Einsatzgebiete Blockchain-Plattformen genutzt werden können.

Das Thema Blockchain wird seit mehreren Jahren intensiv sowohl von Business- als auch IT-Managern diskutiert. Businessmanager sehen neue disruptive Geschäftsmodelle und die Technologie fasziniert IT-Fachleute, die mit der Kryptowährung Bitcoin erste Erfahrungen sammeln durften. Globale Banken und Fintech-Start-ups führen Projekte durch, um neue Anwendungsfelder wie elektronische Handelssysteme auf Basis dieser Technologie umzusetzen. Das Wirtschaftsmagazin Economist hat im Jahr 2015 die Blockchain-Technologie als eine *Trust Machine* bezeichnet und als einen zukunftsweisenden Trend identifiziert.

Auch die globalen IT-Unternehmen IBM und Microsoft haben die Bedeutung der Blockchain-Technologie erkannt und neue Blockchain-Services auf ihren Cloud-Plattformen eingeführt.

Mit dem Begriff Blockchain wird ein technisches Konzept bezeichnet, das Daten nicht in einer zentralen Datenbank, sondern verteilt auf den Systemen der Nutzer mithilfe von kryptografischen Verfahren speichert. Der Begriff *Blockchain* wurde gewählt, da die Daten in einzelnen Blöcken gespeichert werden, welche dann verteilt auf den Systemen der Netzwerkteilnehmer abgelegt werden und die Reihenfolge der Blöcke anhand einer Kette dokumentiert wird. Im Verlauf dieses Kapitels werden wir das Prinzip näher erläutern.

Obwohl dies nur ein technisches Konzept ist, sind Experten der Meinung, dass dieser Ansatz die Geschäftsmodelle in verschiedensten Branchen revolutionieren wird. Will man diese Technologie für ein Einsatzgebiet nutzen, so stellen sich folgende Fragen:
- Welche Anwendungen und Use Cases lassen sich auf Basis einer Blockchain realisieren?
- Welche Daten lassen sich sinnvoll in Blockchains abspeichern?
- Welche Transaktionen können sinnvoll durch Blockchains unterstützt werden?
- Welche technischen Restriktionen gibt es?

Die neue Technologie Blockchain, die zum Beispiel für Bitcoin verwendet wird, hat das Potenzial, die Geschäftsmodelle in allen Branchen zu verändern. Blockchains ermöglichen Banken neue Modelle für den Handel- und Zahlungsverkehr, während Industrieunternehmen den Einsatz im Bereich Internet of Things (IoT) erforschen.

Blockchains werden bereits heute produktiv im eHealth und eGoverment in anderen Ländern eingesetzt. Experten gehen davon aus, dass die Blockchain-Technologie in allen Branchen neue Geschäftsmodelle ermöglicht, die im Wettbewerb zu etablierten Unternehmen stehen.

https://doi.org/10.1515/9783110691061-005

5.1 Grundlegende Begriffe im Kontext Blockchain

Beginnt man sich in das Thema Blockchain einzulesen, so stößt man auf eine Vielzahl von Pressemeldungen und Fachartikeln. Die Meinungen schwanken zwischen Euphorie und der Ankündigung des Untergangs und sind typischerweise nach dem folgenden Schema aufgebaut:

- Start-up X will mit Blockchain die Branche Y revolutionieren...
- Expertengruppe X hat Studie zum Einfluss von Blockchains auf den Wirtschaftszweig Y erarbeitet...
- Softwarehersteller X bietet eine Blockchain-Plattform als Clouddienst an...
- Die Kryptowährung X steigt um 300% innerhalb von sechs Monaten...
- Börse für Kryptowährung X wurde durch einen Hacker angegriffen und Kurs der Währung fällt...

Als Leser dieser Pressemeldungen sollte man sich zuerst Klarheit schaffen, was der eigentliche Gegenstand ist:

- Wird in dem Beispiel der Einsatz von Blockchain in einer bestimmten Branche beschrieben oder ist die Blockchain-Anwendung in allen Branchen einsetzbar?
- Ist es ein Anwendungsfall (Use Case), der ein konkretes Problem mithilfe von Blockchain-Technologie löst?
- Ist es eine Meldung über Blockchain-Software, welche zur Programmierung genutzt wird und eine wesentliche Verbesserung bietet?
- Ist es eine Blockchain im Kontext einer Kryptowährung?

In der Presse und im Internet findet sich eine Vielzahl von Artikeln, die die Funktionsweise von Blockchains erläutern. Für das grundlegende Verständnis ist es wichtig, folgende Begriffe zu unterscheiden:

- **Blockchain als technisches Konzept** in der Informatik, welches Methoden einsetzt, die mehr als dreißig Jahre bekannt sind.
- **Blockchain-Software**, die den Programmcode bereitstellt, um die kryptografischen Verfahren durchzuführen. Eine Vielzahl von kommerziellen als auch Open-Source-Softwareprodukten sind am Markt verfügbar.
- **Blockchain-Applikationen** zur Realisierung eines bestimmten Anwendungsfalles. Typischerweise werden diese Applikationen mithilfe einer Blockchain-Software bzw. auf einer Blockchain-Plattform betrieben.
- **Blockchain-Plattformen**, welche eine ausgewählte Software nutzen und im Internet als Dienst betrieben werden, z.B. als offenes Peer-to-Peer-Netzwerk oder als kommerzieller Dienst.
- **Blockchain-as-a-Service**, der in einer Cloud die erforderlichen Funktionen zur Verfügung stellt. In diesen Angeboten kann eine ausgewählte Blockchain-Software auf virtuellen Rechnern in der Cloud betrieben werden.

Diese Zusammenhänge sind in der folgenden Abbildung dargestellt.

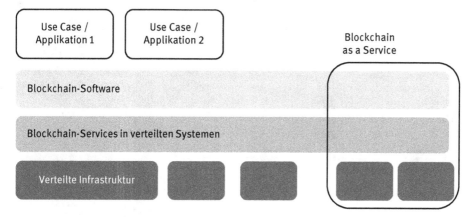

Abb. 7: Zusammenhang Blockchain-Software, Plattform, Service

5.2 Das technische Grundkonzept von Blockchains

Für das vorliegende Buch führen wir folgende Definitionen ein:

Mit dem Begriff **Blockchain** wird ein technisches Konzept bezeichnet, welches einzelne Datensätze (z.B. Transaktionen) zu Blöcken zusammenfasst und mithilfe kryptografischer Verfahren die Datenintegrität gewährleistet.

Die **Blöcke sind miteinander sequenziell verkettet**, so dass sowohl die zeitliche Reihenfolge als auch die Datenintegrität des gesamten Datenbestandes sichergestellt sind. Eine Manipulation eines Datensatzes ist somit nachweisbar. Bei einer Blockchain werden neue Daten zu einem neuen Block zusammengefasst und dieser wird an die bestehende Blockchain angehängt.

Eine Blockchain kann entweder als einzelne Instanz betrieben werden oder wird als verteiltes System aufgebaut. Im **verteilten Ansatz** werden die Daten nicht in einer zentralen Datenbank gespeichert, sondern verteilt auf den Systemen der Netzwerkteilnehmer abgelegt und mithilfe von kryptografischen Verfahren die Integrität gewährleistet.

Um das Prinzip der Blockchain zu erläutern, wollen wir ein vereinfachtes Beispiel der Erzeugung einer Blockchain beschreiben. In den nachfolgenden Abschnitten werden wir dann auch komplexere Fälle beschreiben.

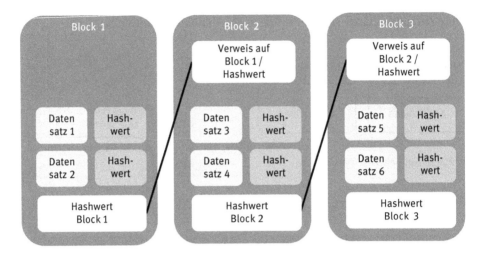

Abb. 8: Vereinfachtes Beispiel des Blockchain-Prinzips

In Beispiel 1 wollen wir eine Blockchain erzeugen, die uns dabei unterstützt nach-
zuweisen, dass der Datensatz D1
- exakt zum Zeitpunkt T1 erzeugt wurde,
- nicht nachträglich verändert wurde,
- und die Reihenfolge der Datensätze D1, D2, D3 etc. nicht manipuliert wurde.

In der folgenden Tabelle sind die Schritte aufgeführt:

Tab. 3: Beispiel 1 – Vereinfachtes Beispiel der Erzeugung einer Blockchain

Nr.	Aktion	Eingesetzte Methoden
1	Die einzelnen Datensätze werden von einer Applikation erzeugt, z.B. pro Sekunde werden zwei Datensätze er-zeugt.	
2	Die Datensätze werden in einem Block zusammengefasst und Hashwerte (Prüfsummen) werden erzeugt.	Hashwert erzeugen
3	Die Daten und die Hashwerte werden zusammen mit der Nummer des Vorgängerblocks in Block Nr. 1 gespeichert.	Bildung eines Blocks
4	Im nächsten Block Nr. 2 wird auf Block 1 verwiesen und die neuen Datensätze hinzugefügt.	Verkettung der Blöcke
5	Die Blockchain, welche zurzeit aus Block 1 und Block 2 besteht, wird auf mehrere Rechner kopiert. Es existieren somit mehrere Kopien der Blockchain.	Kopieren der Blockchain auf mehrere Rechner

In diesem einfachen Beispiel wurde eine lange Datei (Blockchain) erzeugt, die auf zwei Rechnersystemen gespeichert wurde. Im Beispiel 2 wollen wir das Grundprinzip um folgende Funktionen erweitern:

- Je nach Konzept können in der Blockchain die geschäftsrelevanten Informationen gespeichert werden (z.B. Transaktionsdaten) oder in der Blockchain ist eine Referenz auf eine externe Datenhaltung gespeichert.
- Um zu vermeiden, dass die kryptografischen Berechnungen manipuliert werden, setzt man auf eine Verteilung der Rechenkapazität. Je nach Consensus-Verfahren berechnen mehrere Rechner die Operationen, um sich dann auf ein Ergebnis zu einigen.
- Um einem Verlust der gesamten Daten in der Blockchain vorzubeugen, wird die Blockchain kopiert und im Netzwerk auf die Systeme verteilt.

Tab. 4: Beispiel 2 – Vereinfachtes Beispiel der Erzeugung einer Blockchain

Nr.	Aktion	Eingesetzte Methoden
1	Die einzelnen Datensätze werden von einer Applikation erzeugt, z.B. pro Sekunde werden 10 Datensätze erzeugt.	
2a	Die Datensätze werden auf die verteilten Rechner übermittelt und jedes Rechnersystem (Knoten) führt die kryptografischen Funktionen aus. Der Knoten, der den Wettbewerb gewinnt, führt die Blockbildung aus.	– Verteilung der kryptografischen Berechnung auf verschiedene Rechner – Abstimmung durch einen Konsens-Algorithmus
2b	Falls die Blockchain die Funktion einer Kryptowährung besitzt, wird dem Gewinner-Rechnerknoten (Miner) ein Betrag gutgeschrieben.	– Bezahlung der Miner mit einer Kryptowährung
2c	Die Datensätze werden in einem Block zusammengefasst und ein Hashwert erzeugt.	– Hashwert erzeugen
3	Die Daten, Hashwerte werden zusammen mit der Nummer des Vorgängerblocks in Block 1 gespeichert.	– Bildung eines Blocks
4	Im nächsten Block Nr. 2 wird der Hashwert von Block 1 gespeichert und wiederum der Hashwert der neuen 10 Datensätze errechnet.	– Verkettung der Blöcke
5	Die Blockchain, die aus Block 1 und Block 2 besteht, wird auf verschiedene Rechner kopiert.	– Kopieren der Blockchain auf Rechner Nr. 2

Ein vielzitiertes Beispiel der Anwendung von Blockchains ist die Bitcoin-Blockchain, welche die Transaktionen im Peer-to-Peer-Netzwerk Bitcoin speichert. Bei der Speicherung von Transaktionen werden zusätzliche Verfahren eingesetzt, wie z.B. die Verwendung von Adressen für die Teilnehmer. In dem vorliegenden Kapitel wollen wir nicht detaillierter auf die Transaktionen eingehen, sondern verweisen auf die zahlreichen Publikationen im Kontext Bitcoin, wie z.B. die Bitcoin-Entwicklerdokumentation[8].

Um die verschiedenen Arten von Blockchains zu unterscheiden, ist es jedoch wichtig zu verstehen, dass die Bitcoin-Blockchain als öffentliches Register, auch Kontobuch genannt (englisch: *Ledger*), aufgebaut ist, in der alle Teilnehmer Einblick haben. Die im Bitcoin-Netzwerk durchgeführten Zahlungen sind als Transaktionen mit Zeitstempeln dokumentiert. Mehrere Transaktionen werden in einem Block dokumentiert. Durch diese Dokumentation in der Blockchain (und weitere Mechanismen) wird vermieden, dass die Geldeinheiten doppelt ausgegeben werden. Ein Missbrauch, z.B. durch Fälschung der Transaktionshistorie, ist nachweisbar. Zudem wird die Ausfallsicherheit erhöht, da jeder Teilnehmer des Netzwerks, der einen Knotenpunkt betreibt, eine Kopie der Blockchain speichert.

In diesem Einführungskapitel haben wir vier wichtige Gestaltungsvarianten von Blockchains angesprochen, die in der unteren Tabelle aufgeführt sind. Weitere Merkmale und Unterschiede werden in den folgenden Kapiteln erläutert.

Tab. 5: Grundlegende Unterscheidungsmerkmale von Blockchains

Kriterium	Ausprägungen
Art der Verteilung der Rechnerknoten	– Blockchain auf einem Einzelrechner bzw. in einem geschlossen organisationsinternen Netzwerk (private Blockchain) – Blockchain auf verteilten Rechnern in einem öffentlichen Netzwerk (Public Blockchain) – Blockchain auf verteilten Rechnern, bei denen nur ausgewählte Rechnerknoten zugelassen sind (Consortium Blockchain, z.B. innerhalb einer Branche)
Daten in der Blockchain	– Die Nutzdaten (z.B. Transaktionen) werden in der Blockchain gespeichert – Die Nutzdaten sind außerhalb der Blockchain gespeichert. Eine Referenz auf die Daten und die Hashwerte wird in der Blockchain gespeichert
Einsatz einer Kryptowährung	– Keine Kryptowährung – Einsatz einer Kryptowährung als Lohn für die Betreiber der Rechnerknoten (z.B. Bitcoin, Ethereum) – Einsatz einer Kryptowährung, um Zahlungen zwischen Teilnehmern zu ermöglichen (z.B. Bitcoin, Ethereum)
Weitere Eigenschaften	Werden in nachfolgenden Kapiteln erläutert

Bei diesen aufgeführten Unterscheidungsmerkmalen von Blockchains sind folgende Aspekte von Interesse:

---

8 https://developer.bitcoin.org/devguide/

– Das Blockchain-Konzept kann sowohl in einem **Einzelsystem**, z.B. in einem unternehmensinternen Archiv, eingesetzt werden oder in einem **verteilten Ansatz**, z.B. in einem Peer-to-Peer-Netzwerk. Insbesondere im Finanzbereich werden diese neuen verteilten Ansätze intensiv diskutiert und der Begriff *Distributed Ledger*, also eine Art "verteiltes Kontobuch", wird hierbei verwendet, um aufzuzeigen, dass die Datenhaltung in einem verteilten System erfolgt.

– Es gibt Blockchains, die eine Kryptowährung verwenden, und Blockchain-Netzwerke, die ohne diesen Ansatz konzipiert sind. Eine Kryptowährung wird zum einen eingesetzt, um die Betreiber der Rechenknoten für ihre Arbeitsleistung zu bezahlen, und kann außerdem als Währung für Transaktionen und Zahlungen genutzt werden.

5.2.1 Blockchain Software

In den letzten Jahren sind verschiedene Blockchain-Software-Codes als freie oder kommerzielle Softwareprodukte auf den Markt gekommen. In einem einfachen Einsatzszenario lässt sich die Blockchain-Software auch als Einzelsystem betreiben, wie z.B. für ein Dokumentenarchivsystem, das die Datenintegrität mit dem Blockchain-Prinzip gewährleistet.

Die wesentlichen Innovationen der neuen Implementierungen sind die Verteilung der Rechenkapazität und die Datenspeicherung in einem verteilten Netzwerk. Für die Koordination des verteilten Rechnens müssen Services im Netzwerk zur Verfügung gestellt werden:

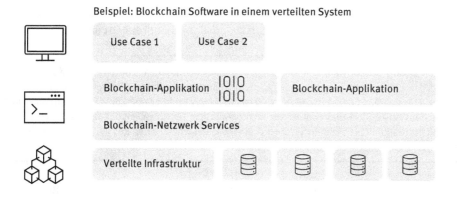

Abb. 9: Blockchain Applikation als verteiltes System

Zum einen gibt es Blockchain Software-Codes, die sich auf ein Einsatzfeld bzw. Use Case fokussieren. Seit 2013 sind vermehrt Softwareprodukte auf den Markt gekommen, die sich als universeller Software verstehen und auf Anwendungsfälle anpassen lassen:

Tab. 6: Kategorien von Blockchain Software

Kategorie	Einsatzgebiete	Beispiele
Blockchain Software mit Fokus auf einen Use Case	– Digitale Zahlungen – Internet-Domains	– Bitcoin
Blockchain Software mit Fokus auf ein Einsatzgebiet	– Datenintegrität – Cybersecurity	– Guardtime
Blockchain Software als universelle Entwicklungsumgebung	– Gestaltung von Anwendungen möglich	– Ethereum – Hyperledger – Solana – Cardano

5.2.2 Blockchain-Plattformen

Ausgewählte Blockchain-Software steht nicht nur als Programmcode zur Verfügung, sondern wird als operative Plattform in Peer-to-Peer-Netzwerken betrieben. Als Blockchain-Plattform wollen wir einen operativen Dienst bezeichnen, an den sich Nutzer bzw. Organisationen anschließen können. Ausgewählte Plattformen ermöglichen es, Blockchain Applikation zu entwickeln und zu betreiben.

 Als **Blockchain-Plattform** wird eine Software- und Dienste-Infrastruktur bezeichnet, die für unterschiedliche Einsatzfelder genutzt werden kann. Die operative Blockchain-Plattform kann öffentlich zugänglich sein (public) oder nur für einen geschlossenen Benutzerkreis (private/consortium). Im Modell Konsortium-Blockchain werden die kryptografischen Verfahren von definierten Teilnehmern ausgeführt, während bei einer Public Blockchain jeder Teilnehmer seine Rechenleistung zur Verfügung stellen kann.

Folgende Blockchain-Plattformen sind im Bereich Crypto-Währungen bekannt:
– **Bitcoin-Blockchain:** Das Zahlungssystem wurde 2008 in Betrieb genommen. Auf Basis der Bitcoin-Blockchain wurden zahlreiche Erweiterungen, sogenannte *Sidechains* entwickelt, die sich aber nicht am Markt durchgesetzt haben.

- **Ethereum:** Die Plattform wird seit 2013 entwickelt und versteht sich als universelle Plattform, auf der die Nutzer eigene Anwendungen erstellen können.
- Eine Vielzahl von Projekten versucht eigene Architekturkonzepte umzusetzen: u.a. Cardano, Solana etc.

Im Bereich Enterprise Blockchain sind folgende Plattformen verfügbar:
- **Hyperleder:** Das Projekt wurde 2015 gestartet mit dem Ziel, die Blockchain-Technologie für Unternehmen zu entwickeln. Stand 2016 stehen erste Versionen des Softwarecodes bereit.
- **CORDA:** Die Blockchain ist insbesondere in der Finanzindustrie beliebt.
- **Microsoft Azure confidential ledger** ist Stand 2022 in einem Vorversion verfügbar.
- **Amazon Quantum Ledger Database** (QLDB) ist eine Datenbank mit Blockchain-Funktionen.
- **Guardtime:** Die Blockchain ist seit 2007 am Markt und fokussiert sich auf den Nachweis der Integrität von Daten und Cybersecurity.

Neben diesen branchenübergreifenden Plattformen gibt es zahlreiche Brancheninitiativen sowie neue Entwicklungsprojekte.

5.2.3 Blockchain-Applikationen für bestimmte Use Cases

Eine Vielzahl von Blockchain-Applikationen und Entwicklungsprojekten wird in der Presse genannt, von denen sich viele in der Startup-Phase befinden:
- Grundbuchdienste in Entwicklungsländern
- Anwendungen im Kontext Internet of Things

Eine **Blockchain-Applikation** kann entweder auf einer Blockchain-Plattform entwickelt und betrieben werden oder das Blockchain-Konzept wird innerhalb einer Applikation eingesetzt. Eine Applikation hat immer ein konkretes Anwendungsszenario.

5.3 Die Historie und Meilensteine im Bereich Blockchain

Die Konzepte, auf denen Blockchains basieren, beruhen auf mehr als dreißig Jahren Forschung:
- Im Jahr 1979 erfand Ralph Merkle das Prinzip von Hashbäumen, die auch als *Merkle-Tree* bezeichnet werden.
- Im Jahr 1991 publizierten Haber und Stornetta einen wissenschaftlichen Artikel, indem beschrieben wurde, wie man Dokumente mit ein Zeitstempel versieht

und diese Zeitstempel verkettet. Dieses Konzept wurde als *linked timestamping* bezeichnet[9].

- In 1997 publizierte Nick Szabo seine Vision von *Smart Contracts*, um aufzuzeigen wie sich der E-Commerce weiterentwickeln könnte, indem man Vertragsprozesse im Internet digital unterstützt[10].
- Die in Estland entwickelte Blockchain *Guardtime* wurde 2007 als kommerzielles System in Betrieb genommen.
- In 2008 publizierte ein Autor unter dem Pseudonym Satoshi Nakamoto den Artikel «Bitcoin: A Peer-to-Peer Electronic Cash System", welcher die Funktionsweise des Bitcoin Systems beschreibt[11].
- 2013 wurde das Projekt «Ethereum» gegründet mit dem Ziel eine weltweite, offene Plattform für Blockchain-Applikationen zu etablieren.
- 2015 wurde das Hyperleger-Projekt gegründet.
- Seit 2015 bieten Microsoft und IBM cloudbasierte Blockchain-as-a-Service-Dienste an.
- Insbesondere die Finanzindustrie hat ein reges Interesse an Blockchains. Im Jahr 2014 wurden die ersten Blockchain-Pilotprojekte u.a. in London gestartet. In 2015 wurde das Konsortium R3 wird in New York gegründet, bei dem mehr als fünfzig Banken beteiligt sind.

---

9 S. Haber und W. S. Stornetta, How to time-stamp a digital document, Journal of Cryptology, 1991.
10 N. Szabo, Formalizing and Securing Relationships on Public Networks, 1997.
11 S. Nakamoto , Bitcoin: A Peer-to-Peer Electronic Cash System, 2008.

5.4 Einsatzfelder der Blockchain-Technologie

Blockchains können in vielen Einsatzfeldern eingesetzt werden und verschiedenste Funktionalitäten anbieten. Um einen Überblick zu geben, wollen wir die folgenden drei wichtigen Grundfunktionen von Blockchains beschreiben:
- Blockchains zum Nachweis der Integrität von Daten
- Blockchains zur Registrierung und Beurkundung
- Blockchains zur Abwicklung von Transaktionen

5.4.1 Blockchains zur Sicherung der Integrität von Daten

5.4.1.1 Grundprinzip

Der Nachweis der Integrität von Daten kann mithilfe einer Blockchain erbracht werden, d.h. es lässt sich nachweisen, dass Daten nicht nachträglich verändert wurden.

Blockchains zur Sicherung der Integrität von Daten:
Der Datensatz D1 wurde zum Zeitpunkt T1 vom Akteur mit der Identität I1 gespeichert. Mithilfe der Blockchain lässt sich zu einem späteren Zeitpunkt mit kryptografischen Verfahren nachweisen, ob Datensatz D1 verändert wurde.
Hierbei kann man zwei Konzepte unterscheiden:
- (a) Der Datensatz D1 kann in der Blockchain gespeichert werden. Hierbei gilt es zu beachten, dass Blockchains Begrenzungen bzgl. Zeichengröße pro Eintrag speichern, z.B. die Daten einer Transaktion speichern können.
- (b) In einer anderen Variante wird der Datensatz bzw. das Dokument außerhalb der Blockchain gespeichert und in der Blockchain befinden sich der Hashwert und eine Referenz auf den gespeicherten Datensatz.

Bisher wurden ähnliche Funktionen mit dem Einsatz von digitalen Signaturen oder Speichermedien mit Verfahren zum Integritätsschutz abgebildet. Im Vergleich zum Einsatz von digitalen Signaturen oder hardwarebasiertem Integritätsschutz hat eine Blockchain folgende Vorteile:
- Die Blockchain kann sowohl die Integrität als auch die Vollständigkeit einer Menge von Daten sowie die zeitliche Reihenfolge nachweisen.
- Beim Einsatz von digitalen Signaturen wird mit dem Schlüssel einer Person oder Organisation signiert. Das Management der öffentlichen und privaten Schlüssel ist somit erforderlich und kann insbesondere bei der Langzeitarchivierung aufwändig sein.
- Die Blockchain ist primär ein softwarebasiertes Verfahren und somit von der eingesetzten Hardware unabhängig. Somit lässt sich auch für Daten, die in der Cloud gespeichert werden, die Datenintegrität nachweisen.

Beim Einsatz einer Blockchain für den Nachweis der Datenintegrität kommt folgender Ablauf zum Einsatz:

Blockchain für den Nachweis der Datenintegrität und Cybersecurity

Daten-erzeugung	Erzeugung Integritäts-nachweis + Speicherung in Blockchain	Monitoring der Integrität aller Daten	Abfrage und Verifikation Daten
Daten werden z.B. in einer Applikation erzeugt	Integritätsnachweis wird erzeugt und in Blockchain gespeichert	Integrität der Daten wird periodisch geprüft um böswillige Datenmanipulation zu entdecken	Bei Bedarf können einzelne Daten geprüft werden

Abb. 10: Blockchains zum Nachweis der Datenintegrität und Cyber-Security

- Die Daten werden außerhalb der Blockchain erzeugt, z.B. ein Dokument oder ein Datensatz.
- Der Integritätsnachweis wird mithilfe eines Hashverfahrens erzeugt und in der der Blockchain abgelegt.
- In regelmäßigen Abständen werden die Daten auf Integrität überprüft. Hierbei richtet sich der Zeitabstand nach dem Schutzbedürfnis. So werden im Kontext der Cyber-Security wichtige Daten in kurzen Zeitabständen überprüft, um die Veränderung der Daten durch einen Angreifer zu entdecken. Bei der Langzeitarchivierung werden typischerweise länge Zeitabstände für das Monitoring gewählt.
- Neben der periodischen Überprüfung des gesamten Datenbestands können bei Bedarf einzelne Dokumente überprüft werden, z.B. ein externer Auditor kann die Echtheit eines Dokuments überprüfen.

Diese Funktionen sind in Einsatzbereichen von Interesse, bei denen der Nachweis wichtig ist, dass Daten nicht nachträglich manipuliert worden sind. Beispiele sind Forschungsdaten bei Medikamenten, Diagnosen im Gesundheitswesen oder die Konfiguration von Maschinenanlagen.

Auf den ersten Blick scheint der Einsatz von Blockchains in diesem Bereich sehr technisch ausgerichtet zu sein. Wenn wir allerdings in die Zukunft schauen und immer mehr Dinge des Lebens in digitaler Form vorliegen, nimmt die Bedeutung zu. Wenn beispielsweise ein Autounfall mit einem autonom fahrenden Fahrzeug passiert, ist es wichtig zu beweisen, wie die Software des Autos konfiguriert war und welche Daten zum Zeitpunkt des Unfalls von externen Sensoren verarbeitet wurden.

5.4.1.2 Beispiel: Blockchains in eHealth und eGoverment in Estland

In Estland ist die Blockchain-Technologie ein Bestandteil der eHealth- und eGoverment-Infrastruktur und wird dazu genutzt, die Datenintegrität zu gewährleisten und die Protokollierung der Zugriffe auf die Daten zu dokumentieren [11]. Folgende Abbildung skizziert das Einsatzszenario:

Einsatz Blockchain im eHealthsystem in Estland

Prozess

Nachweis der Datenintegrität	Protokollierung der Zugriffe und Nutzung
Der Nachweis der Datenintegrität der eHealth Records erfolgt mit Blockchaintechnologie	Alle Zugriffe und Nutzungen der eHealth Records werden in einer Blockchain protokolliert

Nutzer: Bürger und Healthcare Mitarbeiter
Betreiber: eGovernment von Estland

Business Modell: Blockchain als Teil der staatlichen eGovernment Infrastruktur

Identität der Nutzer: Jeder Bürger hat digitale ID

Prozesse / Funktionen: Nachweis der Datenintegrität und Audittrail

Sichtbarkeit Daten: Blockchain enthält Nachweis der Integrität (eHealth Records in primären Systemen)

Daten in der Blockchain: Hashvalues, Audittrails.
Datern ausserhalb der Blockchain: eHealth Records

Datenintegrität: Einsatz von Servern für Kryptoverfahren in der eGov-Infrastrukur.

Verteilung und Aggregation des Integritätsnachweises in der globalen Blockchain von Guardtime

Abb. 11: Einsatz von Blockchains im eGovernment in Estland

5.4.2 Blockchains zur Registrierung und Beurkundung

5.4.2.1 Grundprinzip

Mithilfe einer Blockchain kann eine Beurkundung eines Sachverhalts erfolgen, dass zu einem bestimmten Zeitpunkt ein Sachverhalt bzw. Zustand eines Objektes gültig war. Einsatzgebiete können Ursprungs- und Echtheitsnachweise von Produkten in einer Supply-Chain sein.

ℹ️ Blockchains für Notariatsfunktionen

In bestimmten Einsatzszenarien, wie z.B. Unternehmen in regulierten Branchen, müssen Daten/Dokumente direkt nach der Entstehung integritätsgeschützt gespeichert werden. Der Eintrag des Datensatzes D1 zum Zeitpunkt T1 von der Identität I1 wird gespeichert. Durch zusätzliche Mechanismen wird sichergestellt, dass das Register in der Blockchain als vertrauenswürdiger Dienst, wie ein Grundbuchamt, anerkannt wird.

Folgende Abbildung skizziert den Ablauf eines Notariatsdienstes auf Basis von Blockchain-Technologie:

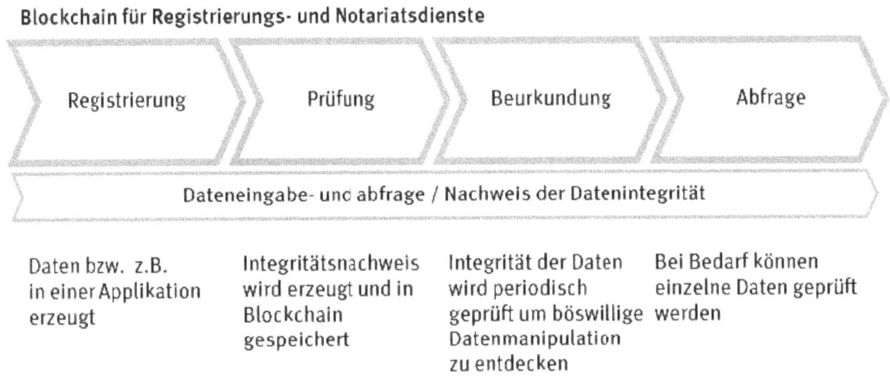

Blockchain für Registrierungs- und Notariatsdienste

Registrierung	Prüfung	Beurkundung	Abfrage

Dateneingabe- und abfrage / Nachweis der Datenintegrität

Daten bzw. z.B. in einer Applikation erzeugt	Integritätsnachweis wird erzeugt und in Blockchain gespeichert	Integrität der Daten wird periodisch geprüft um böswillige Datenmanipulation zu entdecken	Bei Bedarf können einzelne Daten geprüft werden

Abb. 12: Blockchain für Notariatsdienste

Anwendungsfälle sind u.a. die Registrierung von Hochschulabschlüssen, Produkten in einer Supply-Chain, Kunstwerken oder Diamanten.
- **Registrierung:** Daten bzw. ein Sachverhalt wird in der Blockchain dokumentiert.
- **Prüfung:** In bestimmten Szenarien muss eine Prüfung erfolgen, ob der Sachverhalt bzw. die Daten korrekt sind.
- **Beurkundung:** In der Blockchain wird die «Echtheit» bzw. «Korrektheit» dokumentiert.

– **Abfrage:** Die Teilnehmer des Netzwerks können auf die Blockchain zugreifen, um zu prüfen, ob z.B. ein Produkt echt ist bzw. zu einem bestimmten Zeitpunkt bestimmte Kriterien erfüllt hat.

5.4.2.2 Beispiel: Beurkundung von Hochschulabschlüssen

Das *Digital Certificates Project* des MIT arbeitet seit 2016 an einer Blockchain, um Zeugnisse und Zertifikate im Hochschulwesen abzubilden[12]. In der folgenden Tabelle sind die Ziele und Konzepte dargestellt:

Tab. 7: Beispiel einer Blockchain für Zertifikate in der Weiterbildung

Aspekt	Beispiel
Ziel der Blockchain	Nachweis der Echtheit von Hochschulabschlüssen, um Betrugsfälle zu vermeiden und die Administration zu erleichtern.
Nutzer / Betreiber	Nutzer sind Studierende und Hochschuladministration.
Business-Modell	Öffentliches Interesse, die Fälschung von Zeugnissen zu verhindern. Der Einsatz einer Kryptowährung ist optional.
Identität der Nutzer	Identität der Studierenden muss geprüft sein.
Prozesse/Funktionen	Beurkundung und Verifikation der Echtheit von Abschlüssen.
Sichtbarkeit der Daten	Sichtbar nur für Studierenden und die Hochschuladministration.
Daten in der Blockchain	Es können die Daten direkt in der Blockchain gespeichert werden (z.B. Noten) und Verweise auf Dokument (Abschlusszeugnis).
Datenintegrität	Datenintegrität durch Einsatz von Krypto-Verfahren.
Verteilung der Daten	Kopien der Blockchain können im Hochschulnetzwerk gespeichert werden.

5.4.3 Blockchains zur Abwicklung von Transaktionen

Die Abwicklung von Transaktionen ist insbesondere für die Finanzindustrie und den Handel von hohem Interesse, da Zahlungs-, Settlement- und Buchhaltungsprozesse radikal vereinfacht werden können. Der Einsatz von Blockchains kann zudem die Märkte für E-Commerce und Services stark beeinflussen, da sich u.a. Mobilitätsdienste wie ein dezentraler Taxiservice wie *Uber* und Vermietungs- und Buchungsplattformen wie *AirBnB* mithilfe von Blockchain-Plattformen aufbauen lassen. So-

---

12 https://digitalcredentials.mit.edu/

mit würde neue Konkurrenz zu den bisher zentralistisch organisierten Anbietern entstehen.

ℹ Blockchains für Transaktionen

Die Marktteilnehmer (Verkäufer, Bank, Börse/Marktplatz, Käufer) nutzen die Blockchain, um die Transaktionen zu dokumentieren und die Zahlungs- und Lieferungsprozesse zu koordinieren.

Die Datensätze in der Blockchain können die für den Prozess relevanten Informationen enthalten (Verträge, Bestellungen/Orders, Zahlungsinformationen, Lieferinformationen).
Während im traditionellen Handel jeder Akteur seine eigene Buchhaltung führt, greifen im Blockchain-Konzept die Marktteilnehmer auf eine zentrale logische Buchhaltung in der Blockchain zu, die dann verteilt auf den Systemen der Teilnehmer abgelegt wird.

Zudem können die Zahlungsprozesse durch die Kryptowährung der Blockchain und die Vertragsprozesse durch «Smart Contracts» unterstützt werden, d.h. Zahlung und automatisierte Ausführung von Vertragsklauseln.

Folgende Abbildung zeigt den Ablauf bei der Nutzung von Blockchains bei der Transaktionsabwicklung:

Blockchain für Transaktionen, Handel und Smart Contracts

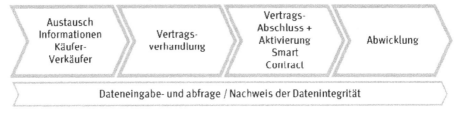

Abb. 13: Blockchain für Transaktionen

Betrachtet man die heutigen Geschäftsmodelle von elektronischen Marktplätzen, zum Beispiel Börsenhandel oder Internetauktionen, so nutzen heute Verkäufer und Käufer eine zentrale Instanz für den Kauf- und Abwicklungsprozess, etwa eine Börsen- oder Auktionsplattform. Der Betreiber der Plattform koordiniert den Verkaufsprozess und garantiert die reibungslose Abwicklung des Geschäfts.

Die wesentliche Innovation von Anwendungen auf Basis der Blockchain-Technologie besteht in der Möglichkeit, dass Käufer und Verkäufer direkt miteinander interagieren und keinen zentralen Betreiber benötigen, welcher den Kauf- und Abwicklungsprozess kontrolliert und somit sicherstellt, dass der Käufer das Gut erhält und der Verkäufer den Preis bezahlt.

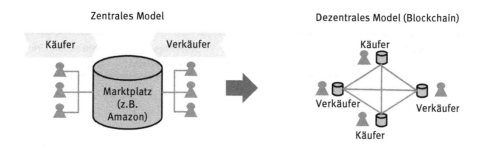

Abb. 14: Blockchains unterstützen dezentrale Transaktionsmodelle

In einem elektronischen Marktplatz auf Basis einer Blockchain würde der Kaufvertrag in der Blockchain mit kryptografischen Verfahren gespeichert, so dass eine Manipulation des Vertrags festgestellt werden könnte. Die in der Blockchain hinterlegten Programmcodes würden dann automatisch die Bedingungen für die Vertragsabwicklung prüfen, etwa ob der Käufer den Preis für das Gut schon bezahlt hat.

Die Blockchain-Ansätze von Nicht-Banken bedrohen die etablierten Geschäftsmodelle der Finanzinstitute. Deshalb versuchen die Fintech-Inkubatoren der Banken fieberhaft Anwendungsfelder zu besetzen, bevor branchenfremde Start-ups diese Chancen nutzen. Zum einem können mit der Blockchain-Technologie kostengünstige Alternativen zu Zahlungs- oder Handelssystemen aufgebaut werden. Im Jahr 2015 haben sich mehr als fünfzig globale Banken zu einer Initiative zusammengeschlossen, um im sogenannten *R3-Konsortium* die Entwicklung voranzutreiben.

Zum anderen kann die Blockchain-Technologie genutzt werden, um gänzlich neue Use Cases zu realisieren, wie etwa die Abwicklung von digitalen Verträgen, neuartige Verfahren zur dezentralen Beurkundung von geschäftsrelevanten Informationen oder die Speicherung von sensitiven Gesundheitsdaten

5.5 Übersicht Einsatzgebiete von Blockchains

Verschiedene Open-Source- und kommerzielle Softwareprojekte setzen das Blockchain-Konzept ein und suchen nach sinnvollen Anwendungsfeldern. Die folgende Tabelle ordnet ausgewählte Use Case den Kategorien zu.

Tab. 8: Beispiele für Einsatzgebiete

Einsatzgebiet	Datenintegrität/ Cybersecurity	Ursprungsnach- weise /Register	Transaktion / Ver- tragsabwicklung
eHealth – Speicherung von Patien- tendaten	x	x	
Pharmaforschung – Datenintegri- tät bei klinischen Studien	x	x	
Treuhand- und Verwaltungsservice		x	x
Digitaler Wertpapierhandel		x	x
Cloud - Nachweis der Datenintegrität	x		
Internet of Things/Industrie 4.0	x	x	x
Fälschung von Produkten verhindern		x	
Transparenz bei der Verwendung von Spenden an Hilfsorganisatio- nen		X	X
Grundbuchämter	x	x	x
Umfragen und Abstimmungen		x	

Die Auswirkungen auf bestehende Geschäftsmodelle und die neuen Möglichkeiten von Blockchains werden in der aktuellen Wirtschaftsliteratur besprochen. Für Busi- ness- und IT-Manager sind verschiedene englischsprachige Publikationen verfüg- bar.

- Das WEF[13] publiziert seit 2016 Studien zu den Einsatzgebieten von Blockchain und hat Blockchain als Key-Technologie identifiziert.
- Melanie Swan publizierte in 2015 im Buch *Blockchain – blueprint for a new eco- nomy* erste Überlegungen zu möglichen Anwendungsfeldern von Blockchains.
- Don Tapscott hat mit der Publikation *Blockchain Revolution* das Thema einem breiten Publikum in der Wirtschaftspresse zugänglich gemacht.
- William Mougayar beschreibt in seinem Buch *The business blockchain: promise, practice, and application of the next Internet technology* mögliche Vorgehens- weisen, um die Schnittstelle Business und IT zu verbessern.

Alle wichtigen Wirtschaftsmedien berichten regelmäßig über Blockchain. Bei Start- ups im Kontext der Blockchain-Technologie herrscht je nach Konjunktursituation Aufbruchsstimmung. Ausgewählte Blockchain-Unternehmen konnten Venture Ca-

---

13 Vgl. https://www.weforum.org/topics/blockchain/

pital akquirieren konnten, so wurden allein im Mai 2022 mehr als 4 Milliarden Dollar Venture Capital investiert[14]. Dies ist eine enorme Steigerung im Vergleich zu den Anfängen der Blockchain-Industrie: in Q4/2015 erhielten zwanzig Start-ups rund 80 Millionen Dollar.

Zudem zeigen die Partnerschaften mit globalen Softwareanbietern wie Microsoft und der Linux Foundation, dass auch etablierte Technologieanbieter das Blockchain-Konzept ernst nehmen. Auch die globalen Banken haben das Thema für sich entdeckt. Die Vielzahl der potenziellen Einsatzgebiete zeigt auch, dass Blockchains und Smart Contracts nicht nur zu Umbrüchen bei Banken und Versicherungen führen können, sondern der Einsatz in allen Branchen für neue Geschäftsmodelle sinnvoll sein kann. Voraussetzung ist aber, dass nachhaltige Anwendungsszenarien gefunden werden und die Blockchain-Technologie die Performance- und Sicherheitsanforderungen erfüllt. Insbesondere im Business-to-Business-Bereich können Blockchains einen Beitrag leisten, um Netzwerke für digitale Verträge aufzubauen, die bisher nicht durch traditionelle EDI oder B-2-B-Marktplätze abgedeckt wurden.

5.6 Checkliste: 7-V-Modell der Blockchain-Innovationen

Bei der Gestaltung von neuen Anwendungen und Geschäftsmodellen auf Basis der Blockchain-Technologie muss man sich intensiv mit den Potenzialen beschäftigten. Das folgende Modell hilft, die einzelnen Elemente der Innovation zu unterscheiden:

Tab. 9: Das 7-V-Modell der Blockchain-Innovationen

Blockchain-Prinzip	Innovation / Vorteile
Verkettung von Datenblöcken	Nachweis der Datenintegrität: Eine Veränderung der Daten kann nachgewiesen werden.
Verteilung der Daten auf verschiedene Rechnersysteme	Durch Kopien der Blockchain ist das Risiko eines Komplettverlusts der Daten minimiert und eine Ausfallsicherheit gewährleistet.
Vertrauen durch verteilte Berechnung	Da verschiedene Teilnehmer die Berechnungen durchführen, ist das Risiko einer Manipulation durch einen Teilnehmer minimiert.
Verteiltes «Kontobuch» der Transaktionen	Alle Teilnehmer haben Einblick in die Daten der Blockchain, die ein logisches Kontobuch darstellt. Somit haben alle Teilnehmer den aktuellen Stand der Informationen.
Verrechnung der Zahlungen zwischen Teilneh-	Die Teilnehmer können eine Kryptowährung als

---

14 Vgl. https://wublock.substack.com/p/vc-monthly-report4219-billion-in?s=r

Blockchain-Prinzip	Innovation / Vorteile
mern mit einer Kryptowährung	Zahlungssystem innerhalb der Blockchain nutzen.
Verrechnung des Betriebs der Infrastruktur mit einer Kryptowährung	Der Einsatz einer Kryptowährung kann zur Verrechnung der Leistungen der Knotenbetreiber eingesetzt werden.
Verträge als maschinenausführbare Smart Contracts	In der Blockchain können vertragliche «Wenn-Dann»-Beziehungen abgebildet werden, die beim Eintritt einer vordefinierten Bedingung automatisch ausgeführt werden. Der Softwarecode ist auf allen Rechnerknoten verteilt, so dass eine Manipulation des Vertrags schwierig ist.

5.7 Überblick Blockchain-Plattformen

Im Folgenden soll ein kurzer Überblick über die aktuelle Blockchain Plattformen gegeben werden. Da die Entwicklung sehr dynamisch ist, finden Sie Ergänzungen und Details unter www.blockchain.jetzt.

Ein wichtiges Unterscheidungsmerkmal von Blockchain-Plattformen ist, ob diese für genau einen Anwendungszweck konzipiert sind oder ob verschiedene Use Cases sich durch Programmierung von Applikationen realisieren lassen.

Im Bitcoin-Netzwerk wird der Blockchain-Ansatz für einen dedizierten Use Case genutzt, nämlich um eine digitale Währung zu erschaffen. Ein Beispiel für eine Blockchain-Plattform, auf der sich verschiedenste Use Cases realisieren lassen, ist die Initiative Ethereum, die in 2014 als Stiftung ins Leben gerufen wurde und über eine eigene Programmiersprache verfügt. Ethereum bietet eine öffentliche Blockchain-Plattform an und stellt Software zur Verfügung, mit deren Hilfe die Teilnehmer eigene Programme und Smart Contracts für verschiedenste Einsatzwecke entwickeln können.

Tab. 10: Ausgewählte Blockchain-Plattformen und Einsatzgebiete

Einsatzgebiet	Datenintegrität/ Cybersecurity	Ursprungsnachweise /Register	Transaktion / Vertragsabwicklung
Bitcoin			Zahlungen mit Kryptowährung
Guardtime	x		
Ethereum		x	x
Hyperleder		x	x

5.7.1 Bitcoin Blockchain

Die zurzeit bekannteste Anwendung von Blockchain ist das digitale Zahlungsnetzwerk Bitcoin, das im Jahr 2009 gegründet wurde. Die Teilnehmer können Zahlungen in der Kryptowährung Bitcoin direkt untereinander austauschen und müssen keine traditionellen Banken involvieren.

Die Zahlungsinformationen werden verteilt auf den Systemen der Teilnehmer mit dem Blockchain-Ansatz gespeichert. Jede durchgeführte Transaktion ist somit im Register der Bitcoin-Blockchain einsehbar, z.B. User A hat einen Betrag X an User B überwiesen. Im Gegensatz zum traditionellen Zahlungsverkehr müssen die Teilnehmer aber nicht ihre wahre Identität angeben, sondern können anstatt ihres Namens ein Pseudonym wählen. Mittlerweile ist klar, dass die Blockchain-Technologie, insbesondere der Ansatz der verteilten Datenspeicherung, noch für viele weitere Szenarien verwendbar ist.

Folgende Abbildung veranschaulicht die Funktionsweise des Bitcoin-Systems. Die Nutzer haben auf ihrem System eine Anwendung, auch *Wallet* bzw. Geldbörse genannt. Die Transaktion zwischen Nutzer A und Nutzer B wird in der Bitcoin-Blockchain dokumentiert.

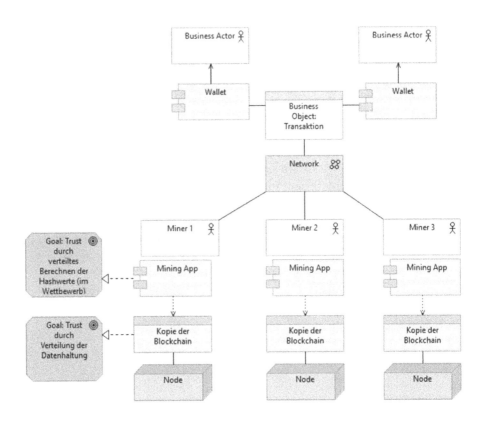

Abb. 15: Grundkonzept Bitcoin-Blockchain

Folgende zwei Elemente sind wichtig, um das Vertrauen zwischen den Teilnehmern zu gewährleisten:

– **Trust durch verteiltes Berechnen:** Im Bitcoin-Netzwerk sind sogenannte Miner aktiv, welche die kryptografischen Berechnungen mit ihren Systemen durchführen. Um zu vermeiden, dass ein Miner die Berechnungen fälschen könnte, wird in einem Konkurrenzverfahren gerechnet. Alle Miner beginnen mit der Berechnung und der schnellste Node «gewinnt» und das Ergebnis wird in einen Block geschrieben.

– **Trust durch verteilte Datenhaltung:** Die Blockchain wird im Bitcoin-Netzwerk auf die Systeme der Teilnehmer kopiert. Somit ist sichergestellt, dass die Blockchain immer verfügbar ist und nicht unbemerkt von einem Teilnehmer verändert werden kann.

Tab. 11: Kurzprofil der Bitcoin-Blockchain

Merkmal	Ausprägung
Name	Bitcoin
Hersteller	Open Source basierend auf Whitepaper von Satoshi Nakamoto
URL	www.bitcoin.org
Kommerziell/Open Source	Open Source
Gründung	2008
Anwendungsgebiete	Kryptowährung Bitcoin
Fokus der Use Cases	Digitale Zahlungen
Datenmanagement	Transaktionsdaten werden in der Blockchain gespeichert
Einsatz Kryptowährung für Transaktionen/Zahlungen	ja
Einsatz Kryptowährung für Betrieb/Mining	ja
Erweiterungen und Programmiersprachen	Erweiterungen (Sidechains)

5.7.2 Ethereum

Die Blockchain-Plattform Ethereum stellt Softwarekomponenten für Enduser, Entwickler und Betreiber von Knoten bereit.

– Enduser: Der Endbenutzer kann eine Anwendung *Wallet* installieren, welche die Währung *Ether* verwaltet. Ethereum ist nicht in erster Linie als Zahlungsplattform gedacht, sondern der Enduser kann mit der Währung auch Dienste der Plattform in Anspruch nehmen, die z.B. in einem Smart Contract geregelt sind.

– Software für Entwickler: Es stehen verschiedene Entwicklungsumgebungen bereit. Die Besonderheit von Ethereum ist, dass eine eigene Programmiersprache *Solidity* eingeführt wurde, mit der sich u.a. *Smart contracts* programmieren lassen.

– Software für Miners/Nodes: Für Miners stehen verschiedene Softwareanwendungen zur Verfügung

Tab. 12: Kurzprofil der Ethereum Blockchain

Merkmal	Ausprägung
Name	Ethereum
Hersteller	Ethereum Foundation mit Sitz in Zug, Schweiz
URL	www.ethereum.org
Kommerziell/Open Source	Open Source unter der Koordination der Ethereum Foundation
Gründung	2013
Anwendungsgebiete	Blockchain-Plattform mit Programmiersprache
Fokus der Use Cases	Universelle Einsatzzwecke mit Option «smart contracts» zu programmieren
Datenmanagement	Transaktionsdaten und zusätzliche Daten werden in der Blockchain gespeichert
Einsatz Kryptowährung für Transaktionen/Zahlungen	Ja, Währung «Ether»
Einsatz Kryptowährung für Betrieb/Mining	Ja

5.7.3 Blockchain-Plattform Hyperledger

Das Hyperledger-Projekt hat in 2016 die erste Version des Softwarecodes der Öffentlichkeit zur Verfügung gestellt.

Tab. 13: Kurzprofil Blockchain Hyperledger

Merkmal	Ausprägung
Name	Hyperledger
Hersteller	Linux Foundation Collaborative Project
URL	www.hyperledger.org
Kommerziell/Open Source	Open Source
Gründung	2015
Anwendungsgebiete	Blockchain-Software mit Fokus auf den Einsatz im Unternehmensumfeld
Fokus der Use Cases	Verschiedene Use Cases / Branchenanwendungen werden zurzeit erarbeitet
Datenmanagement	konfigurierbar
Einsatz Kryptowährung für Transaktionen/Zahlungen	konfigurierbar

Merkmal	Ausprägung
Einsatz Kryptowährung für Betrieb/Mining	konfigurierbar
Erweiterungen und Programmiersprachen	ja

5.7.4 Blockchain-Plattform Guardtime

Das Ziel der Blockchain von Guardtime ist der Nachweis der Integrität von digitalen Daten und Dokumenten. Ein Unternehmen oder eine eGovernment-Organisation kann die Software unternehmensintern einsetzen, um für Daten oder Dokumente Hashwerte als Integritätsnachweis zu erzeugen. Diese Nachweise können dann sowohl unternehmensintern als auch in der globalen Guardtime-Blockchain hinterlegt werden. Somit verlassen die primären Daten/Dokumente nicht die Organisation. Eine externe Stelle, z.B. eine Regulierungsbehörde, die ein Dokument eines Medikamentenherstellers prüft, kann in der globalen Blockchain nachprüfen, ob das Dokumente zu der vom Hersteller angegeben Zeit erstellt und nicht verändert wurde.

Ein weiteres Hauptanwendungsfeld ist die Cyber-Security, bei der die Daten in kurzen Zeitabständen auf Integrität überprüft werden, um einen möglichen Hackerangriff oder böswillige Datenmanipulation festzustellen.

Tab. 14: Kurzprofil der Guardtime Blockchain

Merkmal	Ausprägung
Name	Guardtime
Hersteller	Guardtime, gegründet in Estland
URL	www.guardtime.com
Kommerziell/Open Source	Kommerzieller Dienst
Gründung	2007
Anwendungsgebiete	– Cybersecurity: Nachweis, dass Daten nicht durch Cyberangriffe verändert wurden – Nachweis der Datenintegrität und Audit Trails in Branchen wie eGovernment, Militär und Pharma
Fokus der Use Cases	Verschiedene Use Cases und Branchen können die Blockchain nutzen.
Datenmanagement	In der Blockchain werden Hashwerte gespeichert. Die primären Daten werden ausserhalb der Blockchain gespeichert.

Merkmal	Ausprägung
Einsatz Kryptowährung für Transaktionen/Zahlungen	nein
Einsatz Kryptowährung für Betrieb/Mining	nein
Erweiterungen und Programmiersprachen	– Schnittstellen zu Oracle DB, Sharepoint und Dokumentenmanagementsystemen verfügbar. – Die kryptografischen Komponenten für den unternehmensinternen Einsatz sind als Softwaremodul oder als Hardwaremodul verfügbar.

5.8 Checkliste für die Konzeption einer Blockchain-Anwendung

In diesem Kapitel wird ein Vorgehen vorgestellt, um eine neue Blockchain-Anwendung zu konzipieren. Die vorgestellte Checkliste eignet sich aber auch zur Analyse von bestehenden Blockchain-Anwendungen, um z.B. das Wettbewerbsumfeld zu analysieren.

5.8.1 Kernfragen bei der Konzeption eines Blockchain Use Cases

Blockchains werden in verschiedensten Branchen und für verschiedene Use Cases eingesetzt. Die vorgestellte Checkliste gliedert sich in vier Analysesichten mit den folgenden Fragen:
– Welchen Use Cases und welches Business-Modell unterstützt die Blockchain? Wer sind die Nutzer und wer sind die Betreiber der Blockchain?
– Welche Geschäftsprozesse werden unterstützt und welche Daten werden im Systemkontext der Blockchain gespeichert?
– Welche Services muss die Blockchain bieten, um den Use Case und die Prozesse zu unterstützen?
– Wie ist die Infrastruktur der Blockchain aufgebaut?

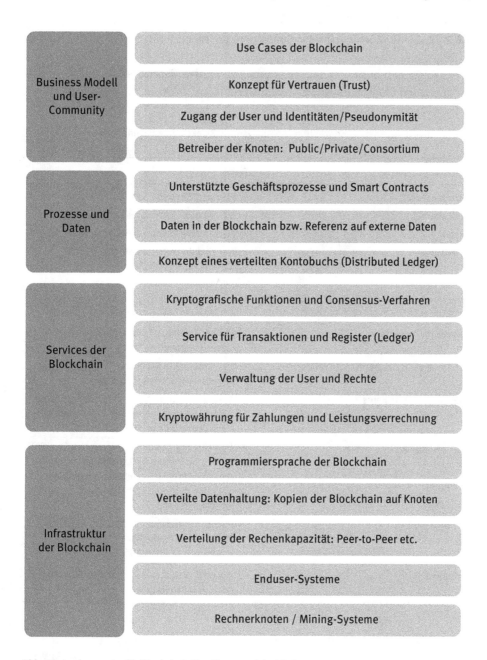

Abb. 16: Analyseraster für Blockchain Use Cases und Architektur

Das Modell soll bei der Planung und Konzeption von Blockchain-Anwendungen helfen. Im Folgenden sind die wichtigsten Fragestellungen und Checkpunkte aufgeführt, die bei der Konzeption beantwortet werden müssen.

5.8.2 Business-Modell und User-Community der Blockchain

In der folgenden businessorientierten Analyse werden Geschäftsziele und Konzepte der geplanten Blockchain-Anwendung betrachtet.

Tab. 15: Checkliste 1 bei der Konzeption und Analyse von Blockchain-Anwendungen

Gestaltungselement	Frage
Ziele der Blockchain	– Was sind Ziel und Zweck der Blockchain?
Use Cases	– Welche Use Cases werden unterstützt?
Nutzer	– Wer sind die Endnutzer der Blockchain?
Betreiber	– Wer sind die Betreiber der Blockchain? – Wer stellt die Rechenleistung und Infrastruktur zur Verfügung?
Identitäten der Nutzer/Betreiber	– Sind die Teilnehmer identifiziert oder werden Pseudonyme verwendet?
Zugang zur Blockchain	– Wer hat Zugang zur Blockchain und wie wird dieser gemanagt?
Definition der Betreiber-Knoten (Miner)	– Wer betreibt die Rechnerknoten? (permissioned/unpermissioned)
Consensus-Algorithmus	– Wie werden die verteilten Berechnungen koordiniert und abgestimmt: Welcher Consensus-Algorithmus kommt zum Einsatz?
Kryptowährung	– Wird eine Kryptowährung eingesetzt (ja/nein)? – Für welche Zwecke wird eine Kryptowährung eingesetzt? (a) für die interne Leistungsverrechnung und/oder (b) für die Transaktionen zwischen Usern ?
Business-Modell	– Was ist das Geschäftsmodell der Blockchain bzw. unterstützt die Blockchain ein neues Geschäftsmodell (Disruption)?
Vertrauen	– Wie wird Vertrauen zwischen den Teilnehmern der Blockchain erzeugt?

5.8.2.1 Was sind die Ziele und Use Cases der Blockchain-Anwendung?

Die Blockchain-Technologie bietet die Grundlage, um neue und innovative Anwendungen zu erstellen, die möglicherweise bestehende Geschäftsmodelle infrage stellen. Es stellt sich bei jedem Use Case die Frage, welche strategischen Ziele verfolgt werden. Anbei sind Beispiele aufgeführt:

Tab. 16: Beispiele von Zielen

Strategisches Ziel	Branchen	Beispiele
Zentralistisches kommerzielles Modell durch eine dezentrale Anwendung ersetzen	Finanzindustrie/ E-Commerce	Zentrale Händler oder Börsen werden durch ein Peer-to-Peer-Netzwerk ersetzt (z.B. Börsen, Amazon, Uber).
	Marktforschung	Statt eines zentralen Markforschungsinstituts werden Befragungen und Abstimmungen dezentral durchgeführt.
	Energiemarkt	Handel zwischen Endkonsumenten bzw. privaten/lokalen Solarenergie-Erzeugern.
Ziel digitale Anwendungen in Entwicklungsländern anzubieten	Finanzindustrie	Finanzdienste von Blockchain-Start-ups, weil globale Banken und Konzerne den Markt als nicht attraktiv betrachten.
Innovation und Prozessverbesserungen	Pharmaindustrie	Supply Chain: Mit der Technologie von Blockchains kann die Sicherheit erhöht und Kosten eingespart werden, da eine verbesserte Koordination zwischen den Parteien möglich ist.

5.8.2.2 Wer sind die Nutzer und wer sind die Betreiber der Blockchain?

Eine Kernfrage ist, wer die Teilnehmer des Netzwerks sind und welchen Nutzen sie an der Teilnahme am Blockchain Netzwerk haben. Folgende Beispiele sollen dies veranschaulichen:

- **Konsumenten** nutzen eine Blockchain-Anwendung, weil sie dem zentralen und marktbeherrschenden Anbieter, wie Amazon, Uber etc., nicht mehr «vertrauen», insbesondere in den Aspekten Datenschutz und fairer Wettbewerb.
- **Bürger** nutzen die vom eGovernment bereitgestellte Infrastruktur und «vertrauen» somit dem Staat, der durch Einsatz der Blockchain-Technologie ein hohes Sicherheitsniveau gewährleistet.

Bei jeder Blockchain-Anwendung stellt sich die Frage, wie die Rollen zwischen Nutzern, Betreibern der Rechnerknoten und den Organisatoren aufgeteilt sind. Eine Variante ist, dass diese Rollen getrennt sind. Die Endnutzer greifen auf die Funktionen zu und andere Teilnehmer betreiben die Rechnerknoten. Zudem gibt es die Teilnehmer, welche die Blockchain-Anwendung konzipiert haben und Entscheidungen bezüglich Erweiterungen und Kryptowährung treffen. Diese Frage der Governance einer öffentlichen Blockchain wurde durch den Vorfall des DAO-Hacks in 2016 erstmals in der Öffentlichkeit diskutiert. Eine alternative Variante ist, dass die Nutzer gleichzeitig auch Rechnerknoten betreiben. Folgende Abbildung zeigt diese Varianten:

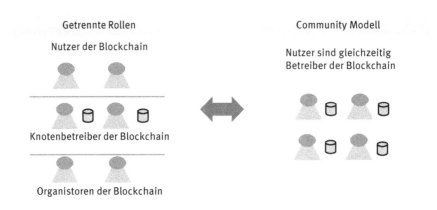

Abb. 17: Nutzer und Betreiber einer Blockchain

Weitere Gestaltungsfragen sind, welche weiteren Rollen in der Blockchain-Anwendung realisiert werden, z.B.
- Käufer und Verkäufer
- Notar bzw. Organisation, welche eine Beurkundung durchführt
- Teilnehmer eine Umfrage
- Patienten und medizinische Fachpersonen im Gesundheitswesen

5.8.2.3 Verwenden die Nutzer ihre echte Identität?
Ein wichtiges Designkriterium bei der Konzeption einer Blockchain-Anwendung ist, ob der Nutzer mit seiner «echten» Identität registriert ist oder ein Pseudonym verwenden kann. Im Fall von Bitcoin verwenden die Nutzer Pseudonyme, d.h. die echte Identität des Nutzers wird nicht überprüft.

Tab. 17: Checkliste Identitäten der Teilnehmer

Frage	Checkpunkte
Wie wird der Zugang der Teilnehmer zur Blockchain kontrolliert?	– Kann jeder beliebige Nutzer teilnehmen oder ist der Zugang beschränkt?

Frage	Checkpunkte
Welche Bedingungen müssen die Teilnehmer erfüllen und wie werden diese identifiziert?	– Muss der Nutzer bestimmte Kriterien erfüllen oder Nachweise erbringen?
Sind die Teilnehmer mit ihren wahren Identitäten in der Blockchain präsent oder werden Pseudonyme verwendet?	– Die Verwendung von Pseudonymen bietet einen gewissen Grad an Datenschutz, ermöglicht aber auch den Missbrauch für kriminelle Geschäfte

5.8.2.4 Wer hat Zugang zur Blockchain?

Bei Blockchain-Anwendungen kann man verschiedene Kategorien des Zugangs unterschieden. In der folgenden Tabelle sind die Begriffe aus der Blockchain-Welt in Analogie zu den Begriffen Internet, Intranet und Extranet gesetzt:

Tab. 18: Vergleich Public-, Privat- und Konsortium-Blockchain

Kategorie Blockchain	Analogie
Public Blockchain	Vergleichbar mit einer Internetseite, die im Internet öffentlich zugänglich ist
Private Blockchain	Vergleichbar einem Intranet, das nur unternehmsintern genutzt wird
Konsortium-Blockchain	Extranet, bei dem Teilnehmer einer Branche zusammenarbeiten

Zum einen gibt es offene Plattformen, auch Public Blockchains genannt, bei denen sich jeder User anmelden und die Dienste nutzen kann. Zum anderen gibt es geschlossene Netzwerk, die nur von ausgewählten Teilnehmern genutzt werden dürfen, beispielsweise Unternehmen einer bestimmten Branche.

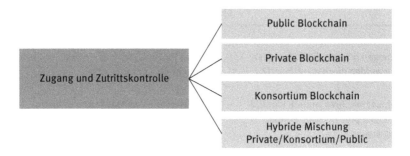

Abb. 18: Öffentliche und geschlossene Blockchain-Netzwerke

Bei der Bitcoin-Blockchain handelt es sich um eine *Public Blockchain*, das heißt jeder beliebige neue User kann sich dem Bitcoin-Netzwerk anschließen. Es lassen sich aber auch Use Cases mit beschränktem Zugang, wie etwa für den Einsatz in einem geschlossenen Branchennetzwerk, in der Praxis umsetzen. Insbesondere in der Finanzindustrie beteiligen sich Unternehmen beim Aufbau von Konsortiums-Blockchains.

5.8.2.5 Wer betreibt die Rechnerknoten?

Ein weiteres wichtiges Gestaltungsmerkmal einer Blockchain-Anwendung ist die Festlegung, welche Teilnehmer die Rechenleistung erbringen und ob sie hierfür bezahlt werden. Den Aspekt der Kryptowährung werden wir im nächsten Abschnitt betrachten.

Tab. 19: Unterscheidung permissioned und unpermissioned Blockchains

	Permissioned Blockchain	Unpermissioned Blockchain
Welche Teilnehmer führen die kryptografischen Rechenoperationen aus (Consensus-Algorithmus)?	Definierte Teilnehmer mit entsprechenden Rechten	Jeder beliebige User kann Rechnerknoten betreiben
Welche Teilnehmer dürfen Applikationen erstellen bzw. Smart Contracts programmieren?	Definierte Teilnehmer mit entsprechenden Rechten	Jeder beliebige User kann teilnehmen

5.8.2.6 Für welche Zwecke wird eine Kryptowährung eingesetzt?

Man kann zwischen Blockchains mit und ohne Kryptowährung unterscheiden. Verschiedene Blockchain-Plattformen, wie z.B. Ethereum, haben eine eigene Kryptowährung eingeführt. Diese dient zum einen zur Entlohnung der Teilnehmer, die das Mining durchführen, d.h. ihre Rechnerknoten für die Berechnungen zur Verfügung stellen. Zum anderen kann die Kryptowährung auch eingesetzt werden, um im Anwendungsfall Transaktionen zwischen den Teilnehmer durchzuführen.

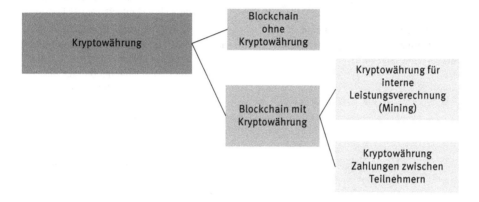

Abb. 19: Einsatz von Kryptowährungen bei Blockchains

Folgende Checkliste führt ausgewählte Fragen und Aspekte auf, die beim Einsatz von Kryptowährungen zu beachten sind:

Tab. 20: Checkliste Kryptowährung

Frage	Kommentar
Wird für den Use Case ein Zahlungssystem zwischen den Teilnehmern benötigt?	– Ja, der Einsatz einer Kryptowährung kann als Alternative zu traditionellen Zahlungssystemen zum Einsatz kommen. – Nein, Use Case benötigt kein Zahlungsmechanismus.
Welche Chancen ergeben sich, falls eine Kryptowährung für die Zahlungen zwischen Nutzern eingesetzt wird?	– Eine Kryptowährung ermöglicht die Unabhängigkeit von traditionellen Zahlungssystemen, z.B. eine Transaktion kann ohne Einbindung von Banken erfolgen. – Eine Kryptowährung ermöglicht bessere Koordination im Prozess bei Zahlung- und Abwicklung (z. B. wenn der Rechnungsbetrag beim Verkäufer eingegangen, wird digitales Produkt

Frage	Kommentar
	sofort geliefert)
	– Eine Kryptowährung ermöglicht die Hinterlegung eines Pfands (analog der Reservierung eines Geldbetrags auf einer Kreditkarte).
	– Eine Kryptowährung kann für mehrere Use Cases auf einer Blockchain-Plattform eingesetzt werden (z.B. Ethereum).
	– In Verbindung mit Smart Contracts ermöglicht eine Kryptowährung innovative Use Cases.
Welche Risiken bestehen, falls eine Kryptowährung für Zahlungen zwischen Nutzern eingesetzt wird?	– Die Kursentwicklung bzw. Spekulationen mit der Kryptowährung können negativen Einfluss auf den Use Case haben.
	– Ausgewählte Teilnehmer der Blockchain-Plattform könnten nur ein Interesse an der Spekulation bzw. Geldwäsche haben und kein Interesse an den Funktionen des eigentlichen Use Cases.
	– Die Einbindung einer Kryptowährung kann «Hacker» anziehen, da Sicherheitslücken in der Anwendung ausgenützt werden könnten, um Einheiten in der Kryptowährung zu «stehlen».
Welche Chancen bestehen, falls eine Kryptowährung für die Entlohnung der Betreiber der Rechenknoten (Miners) eingesetzt wird?	– Durch den Einsatz einer Kryptowährung sind öffentliche Blockchain-Plattformen entstanden, die einen Anreiz für Betreiber von Rechenknoten bieten. Der Initiator einer neuen Blockchain-Anwendung kann auf diese Infrastruktur aufbauen und muss (via Kryptowährung) dafür bezahlen.
Welche Risiken ergeben sich, falls eine Kryptowährung für die Entlohnung der Betreiber der Rechenknoten (Miners) eingesetzt wird?	– Ein Teil der Miners betreibt die Rechnerknoten mit dem Ziel Gewinne mit der Kryptowährung zu erzielen. Andere Miners sind motiviert, weil sie an die Visionen der jeweiligen Plattform glauben (z.B. Unabhängigkeit von zentralen Instanzen, die Schaffung eines Welt-Computers).
Welche Alternativen gibt es zum Einsatz einer Kryptowährung?	– Der Betrieb einer Blockchain-Plattform kann als **kommerzieller Dienst** erfolgen. Somit wäre der Betreiber der Blockchain ein Erbringer von IT-Services (IT-Outsourcing, Software-as-a-Service bzw. Cloud-Services).
	– Innerhalb einer Branche oder eines Konsortiums kann die Leistungsverrechnung durch kommerzielle Verträge geregelt werden bzw. jedes Unternehmen betreibt einen Knoten im Netzwerk.

5.8.2.7 Was ist das Business-Modell der Blockchain und wie wird Vertrauen erzeugt?

Die Erstellung und Diskussion von Business-Modellen ist insbesondere bei Internet- und E-Commerce Start-ups eine der wichtigsten Aktivitäten. Alexander Osterwalder hat eine Analysemethode für Business-Modelle eingeführt, die ein Geschäftsmodell in neun Bausteine gliedert[15]. Dieser Ansatz lässt sich auch auf Blockchain Cases anwenden und kann um spezifische Fragen erweitert werden:

Tab. 21: Checkliste für das Business-Modell einer Blockchain-Anwendung

Frage / Baustein Business-Modell (nach A. Osterwalder)	Kommentar
Kundensegmente	– Für welche Kunden/Nutzer schafft die Blockchain-Anwendung einen Wert?
Werteangebot (Value Proposition)	– Welche Kundenprobleme werden mit der Blockchain-Anwendung gelöst? – Welcher Wert entsteht für den Kunden, z.B. ein erhöhtes Vertrauen oder der Vorteil nicht von einem zentralen Anbieter abhängig zu sein? – Wieso wollen die Teilnehmer Blockchain einsetzen und nicht eine traditionelle Technologie? – Warum wird sich die Blockchain-Anwendung im Markt etablieren und traditionelle Angebote ablösen?
Kanäle (über die Kundensegmente erreicht werden)	– Über welche Kanäle nutzen die Kunden die Blockchain-Anwendung? – Sind es komplett neue Kanäle oder wird die Blockchain-Anwendung in bestehende E-Commerce Prozesse eingebunden? – Welcher Vorteil ergibt sich durch das Auslassen der bisherigen zentralen Instanz, welche die Marktteilnehmer koordinierte und das Vertrauen garantierte?
Kundenbeziehungen (bzw. Beziehungen der Netzwerkteilnehmer)	– Welche neuen Beziehungen ermöglicht die Blockchain Anwendung, z.B. den direkten Kontakt Kunde-Produzent ohne die Einbindung von Zwischenhändlern? – Bei Business-to-Business-Anwendungen: Welche Teilnehmer (Lieferanten, Prüfstellen, Produzenten etc.) nutzen die Blockchain für

---

15 A. Osterwalder und Y. Pigneur, Business Model Generation, Campus, 2011.

Frage / Baustein Business-Modell (nach A. Osterwalder)	Kommentar
	ihre Koordination?
Einnahmequellen	– Welches Geschäftskonzept/Einnahmequellen verfolgen die Gründer der Blockchain-Anwendung? – Welches Geschäftskonzept verfolgt der Betreiber der Blockchain-Plattform?
Schlüsselressourcen	– Welche Services stellt die Blockchain-Plattform als Basis zur Verfügung? – Welche besonderen Ressourcen bzw. Funktionen/Fähigkeiten werden durch den Use Case realisiert?
Schlüsselaktivitäten	– Nutzt die Anwendung eine bestehende Blockchain-Plattform (wie Ethereum) oder wird eine eigenständige Anwendung aufgebaut? – Wie werden Kunden/Nutzer dazu motiviert, die Anwendung zu nutzen und evtl. dafür zu bezahlen?
Schlüsselpartnerschaften	– Wer sind Partner bzw. Branchenkonsortium für den Aufbau der Blockchain-Anwendung? – Steht die neue Blockchain-Anwendung in Konkurrenz zu traditionellen Unternehmen? – Warum engagieren sich die Partner (wollen sie evtl. keinen Trend verpassen oder sehen sie es als innovative Chance)? – Gibt es branchenübergreifende Partnerschaften, die einen neuen Nutzen generieren? – Wie sind nationale und internationale Aufsichtsbehörden bzw. Branchengremien eingebunden? – Wird der Use Case zu einer Alternative zu traditionellen Ansätzen oder bietet er einen komplett neuen Nutzen?
Kostenstruktur	– Weshalb bietet die Blockchain im Anwendungsszenario technische Vorteile bzw. können Kosten im Vergleich zu traditionellen Technologien eingespart werden?

Die Vorteile von Blockchain-Applikationen sollen anhand eines fiktiven Beispiels illustriert werden. Angenommen, eine gemeinnützige Umweltorganisation will ein weltweites Netzwerk aufbauen, um die Abgaswerte von Dieselfahrzeugen zu messen und sicher abzuspeichern. Grund hierfür ist, dass die Manipulation der Abgaswerte durch die Autohersteller das Vertrauen der Endverbraucher in die Autoindustrie und in die Behörden erschüttert hat. Die Umweltorganisation will nun aufzeigen, dass die Community durch ein verteiltes Netzwerk auf einer Blockchain-Plattform in der Lage ist, die objektiven Fakten für jeden zugänglich zu machen. Messwerte lassen sich nämlich bei jedem Werkstattbesuch erfassen – also jenseits der offiziellen Abgasmessung auf dem Prüfstand. Jeder Teilnehmer würde diese quasi privat ermitteln lassen und die Ergebnisse über Internet in die verteilte Blockchain abspeichern. Ein Smart Contract würde die Eingaben prüfen und bei Überschreitung der Messwerte Warnmeldungen erzeugen.

In diesem fiktiven Beispiel könnte die Organisation in relativ kurzer Zeit das Netzwerk auf einer bestehenden Blockchain-Plattform, zum Beispiel Ethereum, realisieren und muss keine Investitionen in einen zentralen Server in einem Hochsicherheitsrechenzentrum vornehmen. Die Integrität und Verfügbarkeit der Daten ist zudem durch die Nutzung einer Blockchain sichergestellt, wodurch die Daten nicht nachträglich durch Dritte geändert werden können. Zudem ist jede Transaktion, in diesem Fall die Eingabe der Abgasmesswerte, nachvollziehbar und einsehbar.

5.9 Daten und Prozesse in der Blockchain

Bei der Konzeption einer neuen Blockchain-Applikation sind wichtige Fragen bezüglich des Datenmanagements, der Prozessabwicklung und der Sicherheit zu klären. Insbesondere die Frage, ob der gesamte Datensatz in der Blockchain gespeichert wird (Onchain) oder ob die Primärdaten außerhalb der Blockchain gespeichert werden, ist eine wichtige Entscheidung bei der Konzeption. Folgende grundlegenden Optionen bestehen:

– Der gesamte Datensatz wird in der Blockchain gespeichert. Dies ist möglich, falls die Blockchain den Datensatz bezüglich Größe aufnehmen kann.
– Falls die Daten ein größeres Speichervolumen haben, kann ein Teil der Daten in der Blockchain gespeichert werden, und es erfolgen Verweise auf extern gespeicherte Datensätze.
– Falls die Blockchain das Ziel hat, den Nachweis der Datenintegrität zu erbringen, und vertrauliche Daten gespeichert werden müssen, bieten ausgewählte Blockchain-Plattformen die Option, nur die Hashwerte der Daten mit Referenzen zu speichern.

Die folgende Checkliste hilft dabei, die wichtigsten Aspekte zu klären.

Tab. 22: Checkliste Daten

Frage	Kommentar
Daten in der Blockchain (on chain)	– Welche Daten werden innerhalb der Blockchain

Frage	Kommentar
	gespeichert?
	– Haben die Daten eine entsprechende Größe, damit sie in der Blockchain gespeichert werden können?
	– Falls die Daten vertraulich sind: Müssen Lese-/Schreibrechte konfiguriert werden bzw. müssen die sensiblen Daten außerhalb der Blockchain gespeichert werden?
Daten außerhalb der Blockchain (off chain)	– Welche Daten werden außerhalb der Blockchain gespeichert?
Sichtbarkeit der Daten	– Welche Teile der Daten sind öffentlich einsehbar – Welche Teile sind nur für berechtige Teilnehmer sichtbar?
Logische und physikalische Datenspeicherung	– Wie wird die Synchronisation der Blockchain durchgeführt, falls ein Knoten ausfällt? Typischerweise werden Kopien der Blockchain im Netzwerk verteilt.
Funktionen für die Datenintegrität	– Wie wird durch die Blockchain ein Nachweis der Integrität der Daten erbracht? – Wie kann ein User nachprüfen, ob die Daten verändert wurden?
Funktionen für Zeitstempel und Blockbildung	– In welchen Zeitintervallen werden neue Blocks generiert? Passt das Zeitintervall der Blockchain zu den benötigen Anforderungen des Use Case? – Hat die Blockchain eine Zeitquelle die vertrauenswürdig und genau ist (Trusted Timestamping)?
Funktionen für die Beurkundung	– Wird durch die Blockchain ein Sachverhalt/Zustand beurkundet?
Funktionen zur Transaktionsabwicklung	– Wird durch die Blockchain eine Transaktion bzw. Vertragsabwicklung unterstützt?
Distributed Ledger = verteilte Speicherung eines logischen Kontobuchs	– Ist es für den Use Case erforderlich, dass eine gemeinsame logische Buchhaltung existiert, die verteilt auf den Systemen abgelegt wird? Oder benötigt der Use Case kein Kontobuch der Transaktionen?
Ordnungsmäßigkeit und Auffindbarkeit	– Nach welchem Ordnungssystem werden die Daten abgelegt (z.B. chronologisch)?
Verfügbarkeit	– Wie gewährleistet die Blockchain, dass Daten verfügbar sind und nicht vernichtet werden können?
Glaubwürdigkeit des Datenerzeugers	– Wie wird sichergestellt, dass die Daten, die in

Frage	Kommentar
	die Blockchain «importiert» werden aus glaubwürdiger Quelle stammen?
Glaubwürdigkeit bzw. Zertifizierung des Blockchain-Betreibers	– Wie vertrauenswürdig ist der Ersteller der Blockchain-Anwendung? – Wie vertrauenswürdig ist der Betreiber der Blockchain-Plattform?
	– Muss die Blockchain zertifiziert sein, z.B. Normen und Akkreditierungen bzgl. digitaler Signaturen oder Zeitstempeldienste (z.B. eIDAS Verordnung in der EU)?

5.10 Blockchain-Funktionen und -Services

Folgende Funktionen können je nach Einsatzgebiet in einer Blockchain umgesetzt werden:

Tab. 23: Funktionen

Funktionen	Checkpunkt
User-Verwaltung (Membership Services)	– Wie werden Zugang und Berechtigungen für die User verwaltet? – Wie werden Zugang und Berechtigungen für die Knotenbetreiber verwaltet?
Entwicklung und Betrieb von Applikationen	– Wer koordiniert, welche neu entwickelten Applikationen auf der Blockchain betrieben werden dürfen?
Consensus-Verfahren	– Welche Verfahren für die verteilte Berechnung werden eingesetzt? – Wie wird die Verteilung und Aktualisierung der Blockchain durchgeführt?
Mining	– Welche Verfahren für die Leistungsverrechnung der Knotenbetreiber werden angewendet?
Smart Contracts	– Verfügt die Blockchain über eine Programmiersprache zur Erstellung von Smart Contracts? – Können mithilfe Programmiersprache Applikationen entwickelt werden, welche die Nutzung von Smart Contracts durch die Teilnehmer er-

Funktionen	Checkpunkt
	lauben?

Die vertraglichen Vereinbarungen zweier oder mehrerer Parteien können in einer Blockchain mit einem Smart Contract gespeichert und vollständig digital abgewickelt werden. Ein digitaler Vertrag dokumentiert die Vereinbarung der Parteien, beispielsweise für den Kauf eines digitalen Produkts. In der Blockchain sind die Vertragsklauseln in maschinenlesbarer Form dokumentiert und können zudem beim Eintreten der Vereinbarung sofort vom Computersystem regelbasiert ausgeführt werden.

Die Blockchain-Plattformen Ethereum und Hyperledger unterstützen Smart Contracts, wobei bei Hyperledger der Begriff Chaincode verwendet wird. Solche Verträge sind insbesondere für Geschäfte interessant, bei denen sich Käufer und Verkäufer nicht persönlich kennen.

5.11 Infrastruktursicht

Der Aufbau einer Blockchain-Architektur und -Infrastruktur ist abhängig von der gewählten Blockchain Plattform und dem gewünschten Einsatzgebiert. Um diese Spannbreite der Möglichkeiten aufzuzeigen, geben wir zwei Beispiele.

Im ersten Beispiel beschreiben wir eine vereinfachte Architektur eines Peer-to-Peer-Systems bei der die Teilnehmer auf ihren Rechnersystemen sowohl die Anwendungskomponenten für den Use Case, die Blockchain-Basisdienste und die Kopie der Blockchain gespeichert haben (ähnlich Bitcoin oder Ethereum). Die Systeme kommunizieren über Internet miteinander. Das Ziel der Blockchain ist es, dass alle Teilnehmer eine gemeinsame logische Sicht auf die Daten in der Blockchain haben, die physikalisch auf den verteilten Rechnersystemen als Kopie existiert. Die folgende Abbildung nutzt die Notation *Archimate* zur Darstellung:

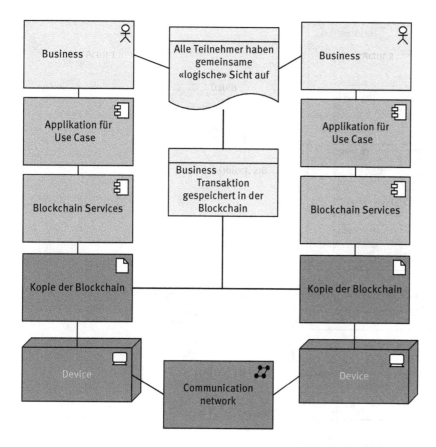

Abb. 20: Infrastruktur Beispiel 1

Alternative Architekturen kommen beispielsweise bei Blockchains zum Einsatz, die sich auf die Datenintegrität und Cyber-Security fokussieren. Bei dem Use Case Nachweis der Datenintegrität mit der Guardtime Blockchain generieren Organisationen (z.B. Pharmaunternehmen) unternehmensintern Daten, z.B. Messwerte von Forschungsprojekten, die innerhalb der Organisation gespeichert werden.

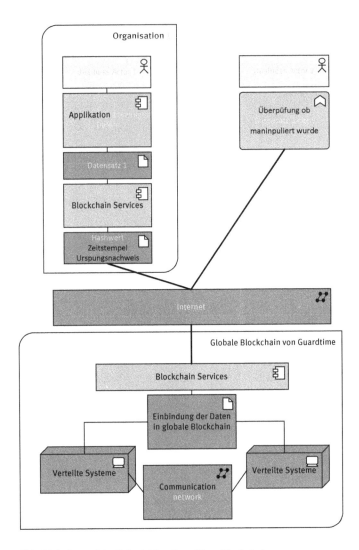

Abb. 21: Infrastruktur Beispiel 2 – Guardtime Blockchain

Mithilfe der Blockchain-Software wird pro Datensatz eine Signatur bestehende aus Hashwert, Zeitstempel und Ursprungsnachweis generiert. Anhand dieser Signatur kann die Integrität des Datensatzes überprüft werden. Die Signatur wird in den globalen Blockchain-Dienst von Guardtime übermittelt, der in einem Netzwerk aus identifizierten und vertrauenswürdigen Rechnerknoten besteht. Ein Prüfer einer Regulierungsbehörde kann diese Blockchain abfragen und die Datenintegrität z.B. der Forschungsdaten überprüfen.

Folgende Checkliste führt ausgewählte Leitfragen zum Einstieg in die Architekturgestaltung auf.

Tab. 24: Checkliste Architektur der Blockchain-Applikation

Welches Architekturmodell wird angewendet?	Beispiele
Soll eine Applikation komplett neu auf Basis einer Blockchain-Plattform in der Programmiersprache der Blockchain-Plattform entwickelt werden?	– Ausgewählte Blockchain-Plattformen wie Ethererum und Hyperledger sind dafür konzipiert, dass Anwendungen mit spezifischen Programmiersprachen und Tools erstellt werden.
Soll eine bestehende Applikation (die Daten erzeugt) an eine Blockchain angebunden werden?	– Eine Applikation kann über eine Schnittstelle an eine globale Blockchain-Plattform angebunden werden. Beispiele sind z.B. Einsatz von verlinken Hashblöcken und Timestamping für die Archivierung von Daten.
Soll ein Blockchain-as-a-Service bzw. Cloud-Dienst genutzt werden?	– Eine Cloud-Plattform kann genutzt werden, um die Basisdienste für den Betrieb der Blockchain-Applikationen zu übernehmen.
Wird eine spezielle Hardware für die Blockchain Services eingesetzt?	– Für das Bitcoin Mining und für Wallets wurden spezielle Hardwaredevices konzipiert. – Für die Guardtime Blockchain ist optional spezielle Hardware/Appliances verfügbar.

5.12 Workshop – Fragen für Workshops und Selbststudium

5.12.1 Welches Innovationspotential bieten Blockchains?

5.12.1.1 Blockchain im Kontext Ihrer Branche
Analysieren Sie den Stand der Entwicklung in Ihrer Branche.
– Hat die Wirtschaftspresse bereits über Blockchain in Ihrer Branche berichtet?
– Über welche Vorteile, Innovationen und Risiken wurden berichtet?
– Gibt es in Ihrer Branche bereits Pilotprojekte oder Konsortien von Unternehmen, die den Einsatz von Blockchain erproben wollen (z. B. Initiativen im Bereich Banken und Versicherungen, Supply Chain etc.)?
– Gibt es in Ihrer Branche Startups, die Blockchain-Anwendungen entwickeln wollen und ein Initial Coin Offering (ICO) geplant haben?

5.12.1.2 Welche Use Cases sind in Ihrer Branche relevant?
Die Blockchain-Technologie umfasst verschiedene innovative Konzepte.
– Nennen Sie ein Anwendungsbeispiel, welches für Ihre Branche von Relevanz sein kann.

Beurteilen Sie das Potential für Ihre Branche (1 = geringe Relevanz, 5 = sehr relevant).
– Blockchain zur Gewährleistung der Datenintegrität
– Distributed Ledger (gemeinsame logische Sicht auf einen verteilten Datenbestand)
– Kryptowährungen und Tokensysteme
– Smart Contracts
– Digitale Identitäten

Weiteres Material für Workshops finden Sie unter: www.blockchain.jetzt

Marco Cuomo

5.13 Fallstudie Blockchain in der Pharmaindustrie

Im vorliegenden Beitrag wurde vom Blockchain-Experten Marco Cuomo erstellt und beschreibt den zukünftigen Einsatz der Blockchain Technologie in der digitalen Gesundheitsversorgung anhand einer User-Story. Herr Cuomo ist u.a. Teammitglied im Projekt *Blockchain-Enabled Healthcare - pharmaledger*[16].

5.13.1 Potenzielle Einsatzszenarien aus Sicht des Patienten

Für den Kunden von heute sind komfortable, digitale Services von Google, Amazon und Facebook zum Alltag geworden. In Zukunft werden auch Patienten von den verschiedenen Gesundheitsversorgern wie Apotheken, Spitälern, Ärzte eine vergleichbare Dienstleistung in Qualität, Betreuung, Schnelligkeit und Komfort erwarten.

Die Pharma- und Gesundheitsindustrie steht somit vor der großen Herausforderung, dass sie sich in puncto Kundenzufriedenheit an den digitalen Konzernen, wie Amazon, orientieren muss. Es stellt sich die Frage, wie Patienten, Gesundheitsdienstleister und Pharmahersteller von einem Blockhain basierten Gesundheitsökosystem profitieren können und ob diese neuen Modelle zu Veränderungen in der Wertschöpfungskette führen. Diese zukünftigen Szenarien sollen mithilfe der folgenden fiktiven Geschichte einer Patientin erläutert werden.

5.13.2 Julias Geschichte

Julia ist eine viel beschäftigte Frau, die Arbeit und Familie unter einen Hut bringen muss. Sie ist oft gestresst und hat wenig Zeit für einen ausgewogenen Lebensstil. Vor ein paar Monaten hat Ihr Hausarzt bei der jährlichen Untersuchung Bluthochdruck, in der Fachsprache Hypertonie, festgestellt und einen «blutdruckfreundlichen» Lebensstil empfohlen.

Julia weiß, dass ihr diese Umstellung bisher nicht gelungen ist und dass nun Medikamente helfen sollen. Aber noch mehr Sorgen bereiten ihr die administrativen Bürden, die mit einer Behandlung daherkommen. Sie muss sich mit Ärzten, Terminen, Medikamenten, Krankenhäuser, widersprüchlichen Informationen, Papierkram, Rechnungen usw. auseinandersetzen. Sie fürchtet das Schlimmste, als sie ihrem Arzttermin wahrnimmt.

---

16 https://pharmaledger.eu/

5.13.3 Elektronische Patientenakte - garantierte Privatsphäre

Julia muss regelmäßig Formulare ausfüllen, um ihre persönlichen Daten wie Adresse und Versicherungsdaten sowie ihren aktuellen Gesundheitszustand zu dokumentieren. Eine mühsame und fehleranfällige Arbeit. Aber ihr Arzt und das örtliche Krankenhaus haben kürzlich alle Gesundheitsakten zu einer persönlichen elektronischen Patientenakte digitalisiert, die durch Blockchain-Technologie abgesichert wird.

Sie war sich zunächst nicht sicher, ob sie diesem Wechsel zustimmen sollte, da ihr der Datenschutz wichtig ist, insbesondere nach den vielen Datenskandalen, über die die Presse regelmäßig berichtet. Dennoch wurde sie über die Möglichkeiten von "eConsent", der elektronischen Einwilligungserklärung informiert. Mit eConsent hat der einzelne Patient die volle Kontrolle über seine Daten und bestimmt, wer und wann Zugang zu bestimmten Daten hat. Sie erfuhr auch, wie ihre Patientenakte jederzeit und überall verfügbar sein würde und dass ihre Daten bei jeder Interaktion mit dem Gesundheitssystem automatisch aktualisiert werden. Mit dem eConsent können ihre anonymisierten Daten sogar für Forschungszwecke, eventuell gegen Bezahlung, freigegeben werden, wenn Sie damit einverstanden ist.

Der Hausarzt überwies Julia an einen Spezialisten, den sie später in der Woche treffen konnte. Julia war überrascht und erleichtert zu sehen, wie viel der Hypertensiologe (Blutdruckspezialist) bereits über Sie und ihre bisherige Diagnose wusste. Der Arzt erklärte ihr, dass durch eine etablierte und standardisierte Blockchain-Infrastruktur im Gesundheitswesen, die Patientendaten und deren Integrität sichergestellt ist und dadurch die Digitalisierung vieler Prozesse ermöglicht wird. Damit werden die internen Abläufe vereinfacht und die Ärzte können sich mehr auf den Patienten konzentrieren.

5.13.4 Diagnose, Verschreibung und Medizin - vernetzte Versorgung

Julia musste eine Reihe von unterschiedlichen Tests bei verschiedenen Fachärzten durchlaufen. Alle benötigten **Patientendaten** wurden mit ihrer Einwilligung sicher zwischen den verschiedenen Ärzten ausgetauscht und mit den Resultaten der Tests ergänzt.

Als Julia mit ihrem Arzt über die Diagnose und den verschiedenen medizinischen Möglichkeiten sprach, konnte sie den **Preis, die Erstattungspolitik, die Verfügbarkeit und die Nebenwirkungen der einzelnen Medikamente** auf dem Tablet direkt einsehen. Sie war auch in der Lage, die **Reputation der verschiedenen Arzneimittelhersteller**, basierend auf elektronischen Zertifikaten zu beurteilen, da diese auf einem vertrauenswürdigen, blockchainbasierten globalen «Digital Identity Network» registriert sind. Die Zertifikate decken verschiedenste Bereich wie z. B. Tierschutz, Arbeitsrecht, Umweltschutz, CO_2-Ausstoss und lückenlose Qualitätshistorie ab. Dadurch hatte Julia, neben dem Preis, weitere wichtige zusätzliche Informationen über das Medikament und konnte so die Entscheidung für ein bestimmtes Produkt nicht nur vom Preis abhängig machen. In Abstimmung mit ihrem Arzt wählte sie ein Medikament und die damit abhängige Behandlung aus. Julia fühlte sich durch die Transparenz der in der Blockchain gespeicherten Informationen unabhängig und selbstständig.

Das verschreibungspflichtige **eRezept** erfasst der Arzt direkt elektronisch. Diese Verschreibung wurde in der Patientenakte dokumentiert und verhindert Betrügereien durch gefälschte Rezepte. Mit dieser Maßnahme lassen sich die Kosten im nationalen Gesundheitssystem reduzieren.

Julia ist oft geschäftlich unterwegs und obwohl Arzneimittelfälschungen in ihrem Land kein Thema sind, weiß sie, dass sie die **Echtheit der Medikamente** anhand von offenen (Seriennummer) und verborgenen Sicherheitsmerkmale (versteckte Mikrozeichen) prüfen kann. Dies wird ermöglicht, indem die entsprechenden Informationen der Produktverfolgung via Blockchain den verschiedenen Teilnehmern der Healthcare Supply Chain (Pharmafirmen, Logistiker, Spitäler, Apotheker, usw.) zur Verfügung gestellt wird. Das Wissen, dass sie Zugang zu «echten» Medikamenten hat, wo immer sie sich gerade befindet, gibt ihr ein gutes Gefühl der Sicherheit und Unabhängigkeit.

Da die Medikamente jetzt ohne **Beipackzettel** daherkommen, stehen über einen Code auf der Verpackung die neuesten Sicherheits- und Dosierungsinformationen elektronisch in der gewünschten Sprache zur Verfügung. Die zugrunde liegende Blockchain-Technologie garantierte die Integrität der Informationen über Hash-Werte (digitale Fingerabdrücke). Zusätzlich kann sich Julia für weitere Dienstleistungen wie z. B. für Warnhinweise zu Wechselwirkungen, tägliche Einnahmeerinnerungen oder **Benachrichtigungen zu Rückrufaktionen** anmelden. Sie kann sich nicht vorstellen, wie es bequemer sein könnte.

5.13.5 Versicherungsabrechnung mit Smart Contracts

Julia war erleichtert, als sie entdeckte, wie das gesamte Versicherungs- und Erstattungssystem digital reibungslos funktioniert. Alle Interaktionen mit dem Gesundheitssystem werden als verifizierte Transaktionen in der Blockchain aufgezeichnet. Das bedeutet, dass alle ihre Termine, Verschreibungen, Röntgenbilder, MRTs, Medikamente und Therapien automatisch mit sogenannten **Smart Contacts** verarbeitet werden können, einschließlich der automatischen Zahlungsausführung, aber natürlich nur bei einer erfolgreichen Behandlung.

Auch die **Leistungserbringer** im Gesundheitswesen profitieren durch eine lückenlose Dokumentation der Dienstleistungen vor unerlaubten bzw. betrügerischen Versicherungsanforderungen. Julia selbst wird für die Freigabe ihrer Patientendaten mittels Tokens und Vergünstigungen belohnt. Für Julia entstehen dadurch keine zusätzlichen Aufwände, sondern sie kann lückenlos alle Transaktionen nachvollziehen.

5.13.6 Kontinuierliche Fernüberwachung durch vertrauenswürdige Geräte

Der Arzt stellt Julia ein elektronisches Armbandgerät zur Verfügung, welches physiologische Kenngrößen wie Blutdruck, Temperatur, Herzfrequenz und andere Werte misst. Mit der Einwilligung zur Datenerhebung werden ihre Daten mit Hilfe von Künstlicher Intelligenz (KI) analysiert und ihr Arzt wird in regelmäßigen Abständen über ihren Fortschritt informiert.

Im Falle einer Überschreitung der Toleranzwerte erhält der Arzt und Julia umgehend einen Alarm und entsprechende Maßnahmen können eingeleitet werden. Das Armbandgerät ist auf der Blockchain registriert und mit der expliziten Einwilligung von Julia, werden die Daten des Gerätes ihrem Arzt zur Verfügung gestellt. Auch hier hat Julia die volle Kontrolle über ihre generierten Daten.

5.13.7 Open Source Forschung

Durch neue Technologien, wie z.B. Blockchain und KI, sind neue Marktplätze für Gesundheitsdaten entstanden. Julia hat sich auch auf einem dieser Marktplätze registriert, will aber sicher sein, dass ihre Daten nur anonymisiert an die von ihr eingewilligten Abnehmer gehen. Daher hat sie sich für ein Webportal entschieden, das mit Blockchain-Technologie die volle Kontrolle der Patientendaten bei den Patienten lässt und nicht bei einer einzelnen Unternehmung.

Auf der anderen Seite ermöglichen diese Marktplätze Forschern einen Zugriff auf einen gigantischen Pool von Daten, welcher mit Machine Learning (ein Teilbereich der Künstlicher Intelligenz) bearbeitet werden kann und neue Erkenntnisse über Krankheiten schafft und so die Entdeckung von neuen Molekülen für zukunftsträchtige Medikamente ermöglicht.

5.13.8 Rekrutierung und Durchführung von klinischen Fernstudien

Viele Patienten haben ein hohes Interesse, bei klinischen Studien mitzuwirken und so die Entwicklung von Medikamenten zu beschleunigen, insbesondere, wenn sie helfen können die eigene Krankheit zu besiegen. Für Julia ist es nun ein leichtes, sich auf dem Gesundheitsportal für klinische Studien zu registrieren. Durch eine entsprechende Einwilligung stellt sie die relevanten Daten zur Verfügung, sodass Organisationen durch entsprechende Algorithmen relevante Kandidaten finden und dann diese Kandidaten durch ihren Arzt kontaktiert werden und bei Interesse an der Studie teilnehmen können.

Durch die Blockchain-Technologie wird die Anonymität des Patienten gewährleistet, aber auch die Identität wird überprüft, damit der gleiche Patient nicht mehrmals an der gleichen Studie teilnimmt. Selbstredend müssen die Daten nicht mühsam mehrfach an verschiedenen Stellen erfasst werden, sondern können direkt in der Patientenakte ausgelesen werden.

5.13.9 Soziale Medien mit Vertrauenspersonen und Datenschutz

Julia wurde von ihrem Arzt ermutigt, sich mit anderen Patienten in geschützten Patientengemeinschaften auszutauschen, von ihnen zu lernen und die eigenen Erfahrungen weiterzugeben. Durch ein dezentral verwaltetes Identitätsmanagement System auf Blockchain-Basis hat Julia die Garantie, dass ihre persönlichen Daten und ihre Behandlungsgeschichte nur mit Personen geteilt werden, denen sie den Zugriff erlaubt hat. Gleichzeitig wird auch sichergestellt, dass alle Personen im Web-Forum real existierende Patienten sind.

5.13.10 Integrität der Produktionsdaten, Echtzeit-Freigabe, Transparenz der Lieferkette

In den Nachrichten hat Julia kürzlich erfahren, dass es zu Lieferschwierigkeiten und zum Teil zu mangelnder Qualität von lebenswichtigen Medikamenten kommt. Julia scheint immer das richtige Medikament zur richtigen Zeit zu haben. Wie ist das möglich? Auch hier ermöglicht die Blockchain eine lückenlose Produktverfolgung und Transparenz für alle beteiligten Partner in der Supply Chain: von den Lieferanten der Lieferanten bis zu den Kunden der Kunden. Mittels KI können, die durch die Blockchain zur Verfügung gestellten Daten mit Verkaufs- und Nachfragesignalen angereicht werden und ermöglichen so die genaue Bedarfsermittlung für eine automatische Nachschubplanung.

Durch eine Blockchain abgesicherte lückenlose Kühlkette, kann die Qualität der Medikamente während des Transports überwacht und transparent für alle Beteiligten an der Supply Chain gemacht werden. Dadurch kann bei Problemen schneller reagiert werden, z.B. eine Ersatzsendung für ein Medikament, das noch im Transport ist, aber die Kühlkette nicht eingehalten hat.

Trotz ihrer Krankheit fühlt sich Julia nicht vom Gesundheitssystem beherrscht, sondern sie kann selbst bestimmen was das System machen darf und was nicht. Die Prozesse sind vollständig und durchgehend digitalisiert, ohne dabei Kompromisse im Datenschutz zu machen. Dies gibt dem Patienten die Möglichkeit, die eigenen Daten zu kontrollieren und sogar davon zu profitieren. Dadurch hat Julia ein sehr großes Vertrauen in das Gesundheitswesen, bei gleichzeitigem hohen Benutzerkomfort, wie es in anderen digitalen Services schon lange üblich ist. Die Blockchain-Technologie, die im Hintergrund wirkt, und im Vordergrund für Transparenz und Nachvollziehbarkeit aller Transaktionen sorgt, vermittelt Julia das Gefühl von Selbstständigkeit und Unabhängigkeit im Umgang mit ihren Gesundheitsdaten.

Autoreninformation
Marco Cuomo ist als Manager of Applied Technology Innovation und als Senior Digital Solutions Architect für Novartis tätig und arbeitet im Projekt *pharmaledger* mit.

5.14 Glossar Fachbegriffe Blockchain

Bitcoin-Blockchain

Das digitale Zahlungssystem Bitcoin hat eine Blockchain, in der die Transaktionen der Zahlungsteilnehmer dokumentiert werden. Verschiedene Projekte haben versucht die Bitcoin-Blockchain auch für weitere Anwendungszwecke zu nutzen, sogenannte Sidechains.

Blockchain

Mit dem Begriff Blockchain wird ein technisches Konzept bezeichnet, welches Daten nicht in einer zentralen Datenbank, sondern verteilt auf den Systemen der Nutzer mithilfe von kryptografischen Verfahren speichert. Das Wort Blockchain wurde gewählt, da die Daten in einzelnen Blöcken gespeichert werden, welche dann verteilt auf den Systemen der Netzwerkteilnehmer abgelegt werden und die Reihenfolge der Blöcke anhand einer Kette dokumentiert wird.

Blockchain-as-a-Service

Ausgewählte Cloud-Provider bieten die Möglichkeit an Blockchain Applikationen und Netzwerkknoten mit vorinstallierten Softwarepaketen zu installieren.

Consensus Regeln/Algorithmus

Das Verfahren/Protokoll mit dem zwischen den verteilten Rechnern (Nodes) eine Einigung auf ein finales Ergebnis koordiniert wird (z.B. der Hashwertberechnung).

DAO: decentralized autonomous organization

Die Ethereum Plattform hat die Vision mit Hilfe von Blockchains *dezentrale autonome Organisationen* zu unterstützen. Im Gegensatz zu einer traditionellen Organisation, wie ein Unternehmen, stellt eine DAO einen Zusammenschluss von unabhängigen Personen bzw. Organisationen dar, welche sich für einen bestimmten Zweck zusammenschließen. Die Regeln und die finanziellen Abhängigkeiten werden in der Blockchain als Vertragsregelwerk hinterlegt. Die Grundidee lässt sich auf das Konzept von *Virtuel Enterprises* zurückführen. Mit dem Begriff *The DAO* wird ein konkretes Crowd Funding Projekt bezeichnet, welches im Juni 2016 durch den Sicherheitsvorfall *The DAO Hack* bekannt wurde.

Decentralized application (dapp)

Ethereum definiert eine *dezentrale App*likation als Anwendung welche direkt zwischen den Usern kommuniziert, sozusagen eine direkte Peer-to-Peer Kommunikation.

Decentralized Identifiers (DIDs)

Technischer Standard für dezentrale Identitäten. die

Self-sovereign identity (SSI)

Das Konzept der selbstbestimmten Identität ermöglicht es einer Person oder Organisation eine dezentrale digitale Identität selber zu verwalten. Der Standard DID kann hier eingesetzt werden.

Ether

Kryptowährung der Ethereum Plattform.

Ethereum

Die Blockchain Plattform „Ethereum" ist seit 2015 in operativen Betrieb und kann für die Entwicklung von Anwendungen genutzt werden kann.
Die Konzeption von Ethereum wurde durch Vitalik Buterin vorangetrieben. Ethereum ist als Non-profit-Stiftung mit Sitz in der Schweiz organisiert.

Konsortium Blockchain

Ein Blockchain, welche von einem vordefinierten Teilnehmerkreis genutzt und betrieben wird, z.B. einem Branchenkonsortium.

Kryptowährung

Digitale Zahlungsmittel bzw. Werte die mit Hilfe von kryptographischen Verfahren in verteilten Systemen genutzt werden können. Meist nicht als offizielle Währung anerkannt, aber an bestimmten Börsen gegen z.B. US-Dollar eintauschbar. Zurzeit sind Bitcoin und Ether die bekanntesten Kryptowährungen.

Mining / Mining Pool

Im Kontext Blockchain wird mit Mining die Aktivität der Berechnung von u.a. Hashwerten bezeichnet. Als Miningpool wird der Zusammenschluss von mehreren Miners bezeichnet.

Private Blockchain

Ein Blockchain, welche innerhalb definierter Grenzen (z.B. unternehmensintern) genutzt und betrieben wird.

Proof-of-stake

Die Koordination der Berechnung und Prüfung neuer Blöcke in einer Blockchain kann nach dem Proof-of-Stake Verfahren erfolgen. Die Knoten müssen eine Anzahl von Tokens hinterlegen. Je mehr Tokens ein Knoten hinterlegt, desto höher ist die Wahrscheinlichkeit, dass der Knoten die Berechnung des neuen Blocks durchführt.

Proof-of-work

Im Kontext von Blockchains ist die Methode Proof of Work, übersetzt Nachweis durch Arbeit, ein Verfahren um das verteile Rechnen zu koordinieren, indem die Rechnerknoten eine mathematische Aufgabe lösen müssen.

Public Blockchain

Ein öffentlich zugängliche Blockchain bei der sich theoretisch jeder Internetnutzer als Nutzer der Applikation und/oder als Knotenbetreiber anmelden kann.

Smart Contracts

Die vertraglichen Vereinbarungen zweier oder mehrerer Parteien können in einer Blockchain in einem Smart Contract spezifiziert und gespeichert werden. Somit kann der Vertrag vollständig digital abgewickelt werden. In der Blockchain sind die Vertragsklauseln in maschinenlesbarer Form dokumentiert und können zudem beim Eintreten der Vereinbarung sofort vom Computersystem regelbasiert ausgeführt werden.

Solidity

Programmiersprache der Plattform Ethereum.

Wallet

Geldbörse / Applikation auf System des Endusers, welche die Einheiten (token) einer Kryptowährung speichert.

Index

https://doi.org/10.1515/9783110691061-006

www.ingramcontent.com/pod-product-compliance
Lightning Source LLC
Chambersburg PA
CBHW082122070326
40690CB00049B/4119